**2024年度
報酬改定版**

栄養ケア・
マネジメントの実装

日本健康・栄養システム学会　専務理事

杉山　みち子　編著

日本ヘルスケアテクノ株式会社

執筆者

三浦　公嗣	日本健康・栄養システム学会　代表理事
	藤田医科大学　特命教授
○杉山　みち子	日本健康・栄養システム学会　専務理事
髙田　健人	十文字学園女子大学　講師
藤川　亜沙美	社会福祉法人日本医療伝道会　衣笠病院
苅部　康子	介護老人保健施設リハパーク舞岡　栄養課　課長
田中　和美	神奈川県立保健福祉大学　教授
梶井　文子	東京慈恵会医科大学　教授
上田　まなみ	恩賜財団済生会　横浜市東部病院
堤　亮介	平成医療福祉グループ　栄養部　部長
長谷川　未帆子	大和市　保健福祉部　健康づくり推進課　管理栄養士
古明地　夕佳	十文字学園女子大学　准教授
谷中　景子	医療法人社団千春会　千春会病院　栄養科　統括主任
宇田　淳	滋慶医療科学大学大学院　教授
大和田　浩子	山形県立米沢栄養大学　教授・学部長
川畑　明日香	神奈川県　管理栄養士
藤谷　朝実	神奈川県立保健福祉大学地域貢献アドバイザー
	済生会横浜市東部病院
加藤　昌彦	椙山女学園大学　教授
矢野目　英樹	社会医療法人財団慈泉会　相澤病院　栄養科長
田中　裕美子	社会医療研究所
	前 医療法人社団輝生会 栄養部管理栄養士・栄養士教育担当
古賀　奈保子	医療法人社団いばらき会　いばらき診療所
片岡　陽子	川崎市社会福祉事業団川崎市南部地域療育センター
小山　秀夫	兵庫県立大学特任教授

○：編者

目次

はじめに ……………………………………………………………………… 三浦　公嗣　　9

第1章　開発から実装へ

1. 栄養ケア・マネジメントの定義………………………………杉山　みち子　　20
2. 栄養ケア・マネジメントの基本構造 ………………………杉山　みち子　　22
3. 栄養ケア・マネジメントの理念………………………………杉山　みち子　　24
4. 高齢者の低栄養問題の提示 …………………………………杉山　みち子　　26
5. 低栄養の説明 …………………………………………………杉山　みち子　　28
6. 医療経済的視点：1990年代の米国病院報告から……杉山　みち子　　30
7. 要介護高齢者の低栄養と死亡・入院との関連……………髙田　健人　　32
8. 栄養ケア・マネジメントの必要性……………………………杉山　みち子　　34
9. 介護報酬における栄養マネジメント加算の新設………杉山　みち子　　36
10. 給食業務の効率化……………………………………………杉山　みち子　　38
11. 介護保険施設の療養食加算 ………………………………杉山　みち子　　40
12. PESと栄養診断の活用………………………………………髙田　健人　　42
13. サービス評価と継続的な品質改善活動 ………………杉山　みち子　　44
 ☕ PEMは〈障害〉か？〈状態〉か？ ……………………………………………　46

第2章　口から食べる楽しみの支援の充実

1. ミールラウンドの導入 …………………………………………杉山　みち子　　48
2. ミールラウンドの効果…………………………藤川　亜沙美　髙田　健人　　50
3. ミールラウンドによる摂食嚥下リスクの観察…………杉山　みち子　　52

目次

4．嚥下調整食やとろみ剤の活用……………………………苅部　康子　54

5．経口維持支援の事例Ａ（介護老人保健施設）…………苅部　康子　58

6．咽喉マイクによる嚥下反射音の利用……………………苅部　康子　60

7．事例Ａ　経口維持のための協働の実際…………………苅部　康子　62

8．認知症に対応したミールラウンド………………………田中　和美　64

9．看取りのための栄養ケア・マネジメント………………梶井　文子　66

10．看取りにおける栄養ケア・マネジメントの実際………上田　まなみ　68

11．看取りの栄養ケア・マネジメントの事例Ｂ……………堤　　亮介　70

☕ 先進するプロフェショナルたち…………………………………………　72

第3章　強化と充実

1．令和3年度介護報酬改定による強化・充実……………杉山　みち子　74

2．介護保険施設に管理栄養士を2名以上配置することの効果

　　　……………………………………………………………髙田　健人　76

3．栄養ケア・マネジメントの実務の重点…………………長谷川　末帆子　78

4．介護報酬改定に伴う栄養関連加算による収入…………杉山　みち子　80

5．通所サービスにおける低栄養と栄養相談の課題………杉山　みち子　82

6．通所サービスからの管理栄養士による在宅訪問………苅部　康子　84

7．通所サービスの在宅訪問と栄養相談……………………苅部　康子　86

8．認知症グループホーム利用者の低栄養と摂食・嚥下の問題

　　　………………………………………………堤　　亮介　髙田　健人　88

9．認知症グループホームにおける介護職の栄養・食事に対する不安

　　　………………………………………………堤　　亮介　髙田　健人　90

10．認知症グループホームにおける栄養管理体制……………堤　　亮介　92

11．認知症グループホームの栄養管理の事例………………堤　　亮介　94

☕ 介護保険施設での栄養マネジメント強化加算の算定が始まって…　96

5

第4章　在宅高齢者・障害福祉サービスへの実装

1. 居宅サービスにおける栄養ケア・マネジメントの推進
　　　　　　　　　　　　　　　　　　　　　古明地　夕佳　98
2. 管理栄養士による居宅訪問 …………………………杉山　みち子　100
3. 居宅療養管理指導の事例C ……………………………谷中　景子　102
4. 病院・施設・居宅サービス間の栄養情報連携……………髙田　健人　104
5. 介護予防における低栄養の対策………………………田中　和美　106
6. 栄養ケア・マネジメントへのICTの活用…………………宇田　淳　108
7. 地域住民による「食べること」の支援体制…………杉山　みち子　110
8. 障害福祉サービスにおける栄養ケア・マネジメント…大和田　浩子　112
9. 障害福祉サービスにおいて進まない栄養ケア・マネジメント
　　　　　　　　　　　　　　　　　　　　　大和田　浩子　114
10. 指定障害者入所支援施設における食事形態の支援…川畑　明日香　116
11. 障害者特性を考えた栄養ケア・マネジメント ……………藤谷　朝実　118
12. 障害児・者の栄養障害の要因と栄養ケア………………藤谷　朝実　120
☕ 栄養ケア・マネジメントの実装は続く ………………………………… 122

第5章　医療サービスへの実装

1. 診療報酬における栄養ケア・マネジメント……………杉山　みち子　124
2. 栄養サポートチームと栄養管理………………………加藤　昌彦　126
3. 栄養サポートチームの事例 …………………………矢野目　英樹　128
4. 回復期リハビリテーションにおける栄養管理…………田中　裕美子　130
5. 回復期リハビリテーションにおける栄養管理の事例…田中　裕美子　132
6. 特定集中治療室における栄養管理……………………矢野目　英樹　136
7. 特定集中治療室における栄養管理の事例………………矢野目　英樹　138

目次

8．令和4年度診療報酬改定：栄養管理の推進⋯⋯⋯⋯杉山　みち子　140

☕ 病院の栄養のプロフェショナルへ⋯⋯⋯⋯⋯⋯⋯⋯⋯⋯⋯⋯⋯⋯　142

第6章　一体的取組：令和6年度診療報酬・介護報酬同時改定
　　　　（障害福祉サービスを含めて）

1．医療・介護サービスにおける一体的取組⋯⋯⋯⋯⋯杉山　みち子　144

2．食べる楽しみをいつまでも！！⋯⋯⋯⋯⋯⋯⋯⋯杉山　みち子　152

3．共同して実施計画を作成する効果⋯⋯⋯⋯⋯⋯⋯⋯髙田　健人　154

4．パーパス⋯⋯⋯⋯⋯⋯⋯⋯⋯⋯⋯⋯⋯⋯⋯⋯⋯杉山　みち子　156

5．チームビルディング⋯⋯⋯⋯⋯⋯⋯⋯⋯⋯⋯⋯⋯杉山　みち子　158

6．専門職の配置と連携⋯⋯⋯⋯⋯⋯⋯⋯⋯⋯⋯⋯⋯髙田　健人　160

7．カンファレンスのあり方⋯⋯⋯⋯堤　亮介　谷中　景子　苅部　康子　162

8．質の向上をめざして⋯⋯⋯⋯⋯⋯⋯⋯⋯⋯⋯⋯⋯⋯堤　亮介　164

9．継続的品質改善活動とLIFEの活用⋯⋯⋯⋯⋯⋯⋯⋯堤　亮介　166

10．医療・介護の情報連携⋯⋯⋯⋯⋯⋯⋯⋯⋯⋯⋯⋯髙田　健人　172

11．医療・介護DX⋯⋯⋯⋯⋯⋯⋯⋯⋯⋯⋯⋯⋯⋯⋯宇田　淳　176

12．訪問栄養食事指導の充実にむけて

　　⋯⋯⋯⋯⋯⋯⋯古賀　奈保子　谷中　景子　田中　裕美子　178

13．一体的取組が人材育成を変える⋯⋯⋯⋯⋯⋯⋯⋯杉山　みち子　180

14．障害福祉サービスにおいて⋯⋯⋯⋯⋯⋯⋯⋯⋯⋯⋯片岡　陽子　182

15．低栄養のリスク評価について⋯⋯⋯⋯杉山　みち子　田中　裕美子　185

☕ 人生100年時代の栄養ケア・マネジメントにむけて⋯⋯⋯⋯⋯⋯　188

第7章　人材の育成

1．栄養専門職の養成と栄養改善の歴史⋯⋯⋯⋯⋯⋯⋯杉山　みち子　190

7

2．栄養ケア・マネジメントと臨床栄養師 ……………………杉山　みち子　192

3．今、必要とされる臨床栄養師………………………………杉山　みち子　194

4．これからの栄養ケア・マネジメント ………………………杉山　みち子　196

☕ プロフェショナルの育成 ……………………………………………………… 199

おわりに …………………………………………………………………小山　秀夫　200

はじめに

　本書は、わが国の医療介護及び障害福祉サービスにおける四半世紀にわたる「栄養ケア・マネジメント」に関する研究の背景や成果を解説し、これらを根拠とした診療報酬等の各種制度及びその実務について初めてまとめられてから3年を経て改定したものです。

　栄養ケア・マネジメントに関する研究は、厚生労働省老人保健事業推進等補助金により平成7年から開始され、ケアを要する高齢者の低栄養の問題が初めてクローズアップされ、低栄養の改善のため、栄養ケア・マネジメントのシステムが形成されます。

　その後、平成17年10月の介護保険施設における食費・居住費の自己負担化に伴い栄養ケア・マネジメントが導入されることになり、介護報酬に栄養マネジメント加算として新設されることになります。

　この潮流は「令和3年度介護報酬改定」及び「令和2年度診療報酬改定」、さらに障害福祉サービスと、縦に横にと発展していくことになりますが、「令和4年度診療報酬改定」において、集中治療での早期の栄養介入の評価に関する対象施設の拡大、周術期の栄養管理に対する新たな評価等が盛り込まれることとなり、栄養ケア・マネジメントの考え方がより多くの場面に導入されることとなりました。そして、令和6年度診療報酬・介護報酬の同時改定において、栄養ケア・マネジメントは、リハビリテーション・機能訓練、口腔ケアとの一体的取組として新なステージへと飛躍します。

　本書はその根幹にある栄養ケア・マネジメントについて解説しています。今後もこれらの制度等を通じて栄養ケア・マネジメントに関する研究成果は、医療・介護の現場に実装されていくことでしょう。

　また、本書は、栄養ケア・マネジメントを報酬制度から俯瞰し、関係する研究等に取り組んできた日本健康・栄養システム学会の研究教

育者、臨床栄養師、そして厚生労働省の担当官である管理栄養士等のチームの歩みの成果でもあります。

　栄養ケア・マネジメントを担う管理栄養士や専門職はもとより様々な関連領域の皆様が、本書を通じて人の尊厳と自己実現には「食べること」が重要であるということを著者らと共有して頂ければ幸いです。

　以上のような「栄養ケア・マネジメント」の調査研究チームのリーダーが、本書の編著者である杉山みち子先生です。先生は厚生省の試験研究機関である国立健康・栄養研究所の研究室長として厚生行政研究に深く関与するようになり、各種の厚生科学研究費や老人保健健康増進等補助金による研究リーダーを務められてきました。これらの調査研究活動でご一緒した医学、公衆衛生学、歯学、看護学、栄養学、社会福祉学、経営学、行政学などの幅広い研究者や現場の管理栄養士は数多く、研究主題ともいえる「高齢者のたんぱく質・エネルギー低栄養状態：PEM」の重要性が徐々に認識されるようになりました。

　神奈川県立保健福祉大学栄養学科に移籍されてからは主に管理栄養士の養成や大学院生の教育にご尽力されるとともに、県立大学の付置機関である実践教育センターにおいて、管理栄養士の継続教育を精力的に進められました。現在では「栄養ケア・マネジメント」の言葉は、杉山みち子先生の業績と深く結びついているのです。

　本書が現場の管理栄養士の皆様のみならず、栄養に関連する多くの専門職の皆様にご活用いただきたいと思います。

　　一般社団法人日本健康・栄養システム学会代表理事　三浦　公嗣
　　（藤田医科大学特命教授）

栄養ケア・マネジメントに関連する報酬改定（概要）

　以下では「栄養ケア・マネジメント」に関連する介護報酬、診療報酬、障害福祉サービス等報酬の改定の概要を示しています。具体的報酬算定構造については、そのすべてを網羅していませんので各改定を参照してください。なお、各改定は以下のように略して表記しています。

介護報酬【介護】　診療報酬【診療】障害福祉サービス等報酬【障害】

年度	概要
2005 平成17年10月	【介護】 ・**基本食事サービス費（廃止）** ・**栄養管理体制加算・栄養マネジメント加算等（新設）** 　食費が保険給付の対象外となったことに伴い、基本食事サービス費を廃止する一方、個々の入所者の栄養状態や健康状態に応じた栄養管理を評価 　基本食事サービス費（廃止）・栄養管理体制加算（新設）（管理栄養士配置12単位/日、栄養士配置10単位/日） 　栄養マネジメント加算12単位/日、経口移行加算28単位/日、療養食加算23単位/日
2006 平成18年	【介護】 ・**通所系サービスに栄養改善加算（100単位/月・新設）** 　介護予防の観点から通所系サービスにおいて、選択的サービスの一つとして、低栄養状態あるいはそのおそれのある利用者に対し、管理栄養士等が看護や介護職員と共同して栄養ケア計画を作成し、これに基づく適切なサービスを実施、定期的な評価と見直し等の一連のプロセスを実施した場合を評価 ・**管理栄養士による居宅療養管理指導（単位は530/回・**

2006 平成18年	変更なし） 　多職種協働による栄養ケア計画の策定、計画に基づく栄養管理や定期的な評価・見直し、家族、ヘルパー等への情報提供、助言いった栄養ケア・マネジメントを評価 **【診療】** ・栄養管理実施加算（12点）（新設）
2009 平成21年	**【介護】** ・栄養管理体制加算（廃止）、栄養マネジメント加算（見直し） 　栄養管理体制加算は、算定実績を踏まえ、基本的サービス費に包括され、栄養マネジメント加算については、栄養マネジメントの適切な実施を担保する観点から見直され12単位/日から14単位/日に引き上げ **【障害】** ・栄養マネジメント加算（新設）（10単位/日） 　経口移行加算（28単位/日）（新設）、経口維持加算（Ⅰ、28単位/日）（Ⅱ、5単位/日）加算（新設）
2010 平成22年	**【診療】** ・栄養サポートチーム加算（新設）（200点、週1回）：一般病院の一般病棟のみ
2012 平成24年	**【介護】** ・経口移行加算・経口維持加算（見直し） 　経口維持・経口移行の取組を推進し、栄養ケア・マネジメントの充実を図る観点から、歯科医師、言語聴覚士との連携を強化するよう見直し **【診療】** ・栄養管理実施加算が廃止され入院基本料に包括化 　栄養サポートチーム加算の対象に療養病棟が追加
2015 平成27年	**【介護】** ・経口維持加算（見直し） 　従前のスクリーニング手法別の評価区分を廃止し、多職種による食事の観察（ミールラウンド）やカンファレンス等の取組のプロセス及び咀嚼能力等の口腔機能を踏まえた

栄養ケア・マネジメントに関連する報酬改定（概要）

2015 平成27年	・経口維持のための支援を評価 　経口維持加算（Ⅰ）28単位/日から400単位/月に、経口維持加算（Ⅱ）5単位/日から経口維持加算（Ⅱ）100単位/月に ・経口移行加算（見直し） 　経管栄養により栄養を摂取している入所者が経口移行するための取組として、従前の栄養管理に加え、経口移行計画に基づき、摂食・嚥下機能面に関する支援を併せて実施（単位数は改定後も同様） ・療養食加算（見直し） 　摂食・嚥下機能面の取組を充実させるため、経口移行加算又は経口維持加算の算定対象を拡大するとともに、23単位／日から 18単位／日に
2018 平成30年	【介護】 ・低栄養リスク改善加算（新設） 　低栄養リスクの高い入所者に対して、多職種が協働して低栄養状態を改善するための計画を作成し、定期的に食事の観察を行い、入所者の栄養状態、嗜好等を踏まえた栄養・食事調整等を行った場合に 300単位／月 ・栄養マネジメント加算の要件緩和 　常勤の管理栄養士1名以上の配置要件について、同一敷地内の他の介護保険施設と兼務の場合にも算定可に ・再入所時栄養連携加算（新設） 　入所者が医療機関に入院し、施設入所時とは大きく異なる栄養管理が必要となった場合に、介護保険施設の管理栄養士が医療機関の管理栄養士と連携し、再入所後の栄養管理に関する調整を行った場合に 400単位／回（1回限り） ・療養食加算（見直し） 　1日単位での評価を改め、1日3食を限度とし、1食を1回として6単位／回に ・栄養スクリーニング加算（通所系、認知症グループホーム等、新設）5単位／回

2020 令和2年	【診療】 ・早期栄養介入管理加算（400点／日、ICU） ・栄養情報提供加算（50点） 　回復期リハビテーション病棟でリハ計画に管理栄養士を配置した栄養管理導入した場合に算定可 　回復期リハビリテーション入院基本料1の施設基準に、リビリテーション計画作成に栄養管理が位置付け
2021 令和3年	【介護】 ・栄養マネジメント加算　施設運営基準となり廃止 　介護保険施設の栄養ケア・マネジメントの取組を一層強化するため、栄養マネジメント加算等を見直し、栄養マネジメント加算は9割を超える施設で算定されていることから施設運営基準に包括され、実施していない場合は減算の対象に 　従来の栄養士を1以上配置　→（改定後）栄養士又は管理栄養士を1以上配置。 ・栄養ケア・マネジメントの未実施　14単位／日減算（新設）（3年の経過措置期間） ・栄養マネジメント強化加算（新設）11単位／日 　管理栄養士を常勤換算方式で入所者の数を50（施設に常勤栄養士を1人以上配置し、給食管理を行っている場合は70）で除して得た数以上配置することの他、低栄養の高リスク者への週3回以上のミールラウンド、LIFEへの情報提供等の要件による質の確保 ・低栄養リスク改善加算（廃止） ・口腔・栄養スクリーニング加算（通所系） 　介護サービス事業所の従業者が、利用開始時及び利用中6月ごとに利用者の口腔の健康状態及び栄養状態について確認を行い、当該情報を利用者担当の介護支援専門員に提供していること （Ⅰ）20単位／回（新設）（※6月に1回を限度） （Ⅱ）5単位／回（新設）（栄養改善加算を算定している場合）

栄養ケア・マネジメントに関連する報酬改定（概要）

2021 令和3年	・栄養アセスメント加算（新設）　50単位／月

・栄養アセスメント加算（新設）　50単位／月
　通所系事業所の従業者又は外部との連携により管理栄養士を1名以上配置し。利用者ごとに、管理栄養士とその他の職種の者が共同して栄養アセスメントを実施し、当該利用者又はその家族に対してその結果を説明し、相談等に必要に応じ対応すること、栄養改善加算を算定しない場合に可能
・栄養改善加算（見直し、在宅訪問可）　200単位／回
　（※原則3月以内、月2回）、栄養改善サービスは、必要に応じ居宅を訪問することが新たな要件に
・栄養管理体制加算（認知症グループホーム、新設）30単位／月
　管理栄養士（外部※との連携含む）が、日常的な栄養ケアに係る介護職員への技術的助言や指導を行うもの。介護保険施設の場合には、常勤管理栄養士1人以上または栄養マネジメント強化加算を算定している施設
【障害】
・経口維持加算（見直し）ミールラウンド・カンファレンスの導入
　介護保険施設と同様に従前のスクリーニング手法別の評価区分を廃止し、多職種による食事の観察（ミールラウンド）やカンファレンス等の取組のプロセス及び咀嚼能力等の口腔機能を踏まえた経口維持のための支援を評価
　経口維持加算（Ⅰ）28単位／日から経口維持加算（Ⅰ）400単位／月に
　経口維持加算（Ⅱ）5単位／日から経口維持加算（Ⅱ）100単位／月に

2022 令和4年	【診療】

【診療】
・早期栄養介入管理加算の拡充
　救命救急、ハイケアユニット、脳卒中ハイケアユニット、小児特定集中治療室に拡大するとともに、経腸栄養に移行できなかった場合も評価：250点／日（入室から7日間）、400点／日（入室後早期経腸栄養開始の場合）

2022年 令和4年	・周術期栄養管理実施加算の新設：270点／手術 ・栄養サポートチーム加算の拡大（障害者施設等入院基本料算定病棟に拡大）：200点 ・入院栄養管理体制加算の新設（特定機能病院）：270点／日（入院初日及び退院日） ・褥瘡対策の見直し（多職種連携による栄養管理を診療計画に記載） ・情報通信機器等を用いた外来栄養食事指導の評価の見直し：235点（初回）等 ・摂食嚥下支援加算の名称の見直しと実績要件の設定等：210点等 ・外来栄養食事指導料の新設（外来化学療法を実施しているがん患者を対象）：260点／月1回
2024 令和6年	【診療】 ・リハビリテーション・栄養・口腔連携加算（新設）(80点／日) 　地域包括医療病棟入院料（新設、3,050点／日）により専任常勤管理栄養士1名以上の病棟配置 ・リハビリテーション・栄養・口腔連携体制加算（新設）(120点／日) 　地域で救急患者を受け入れる病棟の入院患者全員に対し、入院後48時間以内にADL、栄養状態及び口腔状態に関する評価、リハビリテーション、栄養管理及び口腔管理に係る計画の作成及び計画に基づく多職種による取組を評価 ・入院支援加算1・2（見直し） 　退院支援計画の内容に、リハビリテーション・栄養・口腔に関する支援内容を盛り込むことの明記 ・経腸栄養管理加算（新設）(300点／日) 　療養病棟入院患者対する経腸栄養管理の評価（栄養サポートチーム関連、入院栄養食事指導及び集団栄養食事指導との併算不可） ・栄養情報連携料 (新設)（70点） 　入院栄養食事指導料の算定患者及び退院先が他の医療

栄養ケア・マネジメントに関連する報酬改定（概要）

| 2024
令和6年 | 機関や介護保険施設、障害者支援施設等、福祉型障害児入所施設等の患者に、退院先の管理栄養士と連携した退院後の栄養食事管理の指導内容や入院中の栄養管理に関する情報共有の評価（栄養情報提供加算の廃止）
・**回復期リハビリテーション病棟入院料1の見直し（GLIM基準を要件化）**
　回復期リハビリテーション病棟入院料1で栄養状態の評価にGLIM基準が必須（但し2〜5は望ましい）
・**小児個別栄養食事管理加算（新設）（70点／日）**
　「小児緩和ケア診療加算」の新設に伴って、緩和ケアを要する15歳未満の小児に対して、緩和ケアに係る必要な栄養食事管理の評価
・**生活習慣病に係る医学管理料（見直し）、同加算Ⅱ（新設）（333点）**
　検査等を包括する（Ⅰ）と包括しない（Ⅱ）に区分（糖尿病除外）
・**慢性腎臓病透析予防指導管理料（新設）（初回から1年以内　300点、1年以上　250点）**
　入院中以外の慢性腎臓病患者に（糖尿病患者又は現透析療法患者除外）、慢性腎病指導経験3年以上の専任管理栄養士による指導管理
・**在宅療養支援診療所・在宅療養支援病院の設置基準（見直し）**
　訪問栄養食事指導の体制整備(望ましい)の要件記載
・**入院基本料の見直し（栄養管理体制の基準）**
　入院基本料の施設基準の栄養管理手順に「標準的な栄養スクリーニングを含む栄養状態の評価」が位置付けられ、低栄養リスクの栄養スクリーニングにGLIM基準の活用が望ましいに
【介護】
・**リハビリテーション・機能訓練・口腔・栄養の一体的取組（リハビリテーションマネジメント加算に新たな区分(新設)（同意日から6か月以内793単位／月、6か月超** |

2024 令和6年	473単位/月） 　介護保険施設及び通所リハビリテーション、訪問リハビリテーションにおけるリハビリテーション加算に新たな区分に、口腔・栄養アセスメント、関係職種間の情報共有、リハビリテーション計画書の見直し等の一体的実施の評価 ・**退所時栄養情報連携加算（新説）（70単位/回）** 　介護保険施設の管理栄養士による特別食を必要とする又は低栄養状態にあると医師が判断した入所者の栄養管理に関する情報を他の介護保険施設や医療機関等への提供を評価 ・**再入所時栄養連携加算（見直し）** 　医療機関から介護保険施設への再入所であって特別食等を提供する必要がある利用者の追加 ・**居宅療養管理指導（見直し）** 　対象者の通所利用者への拡大。計画的な医学管理を行っている医師が判断した利用者の急性憎悪等により追加訪問可（特別指示日から30日間、従来の限度回数（1月2回）を超えて2回限度） **【障害】** ・障害児者の通所サービス（生活介護）に栄養スクリーニング加算（5単位/回）と栄養改善加算（200単位/回）（新設） ・食事提供体制加算の経過措置延長（令和9年3月31日まで） 　現行の要件に①管理栄養士等が献立作成に関与または献立の確認、②利用者ごとの摂食量の記録、③利用者ごとの体重の記録の追加

第 **1** 章

開発から実装へ

1. 栄養ケア・マネジメントの定義

　「栄養ケア・マネジメント Nutrition Care and Management、NCM」の「栄養」とは、人が食べ物を口から取り入れ、消化管で消化・吸収、代謝して、生活活動を営んでいく、身体内の処理状態のことである（図 1.1a）。

　そして、「ケア」を「みる」と訳してみると、「診る」「看る」「視る」「観る」「覧る」「鑑る」などの意味を含んで「自分の目で実際に確かめることで、転じて自分の判断で処理すること」となる（広辞苑）。そこで、「栄養ケア」は、ヘルスケア・サービスの一環として「栄養をみる」、あるいは「栄養でみる」ことである。

　一方、「マネジメント」とは、ある目的を達成するために目標に向けて人々を動かしていくための活動である。また、組織がその目的を達成するために各種の業務遂行上の機能や方法、さらには手順を効率的に進めるためのシステムである。この場合のシステムとは、科学的知見をもとにして、その手順が文章化されていることが必要である。これは、PDCA サイクルをしっかり回すことである（図 1.1b）。

　そこで、栄養ケア・マネジメントとは、ヘルスケア・サービスの一環として、個々に最適な栄養ケアを行い、その業務遂行上の機能や方法、手順を効率的に行うためのシステムである。そのゴールは、個々人の栄養状態を改善し、クオリティ・オブ・ライフ（QOL）を向上させ、一人ひとりの食べる楽しみの充実や自立した日常生活を支援することである。

（杉山　みち子）

第1章 開発から実装へ

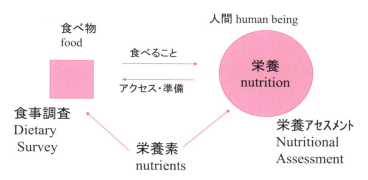

図 1.1a 人間栄養学（Human Nutrition）とは
（故細谷憲政先生　東京大学名誉教授　東京大学医学部講義資料を改変）

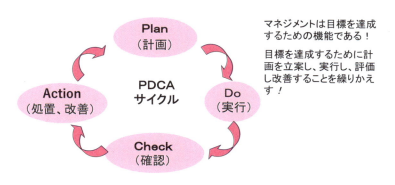

図 1.1b PDCA サイクル

2. 栄養ケア・マネジメントの基本構造

　栄養ケア・マネジメントの基本構造の概要を説明する（図 1.2）。

　栄養スクリーニングは、サービス開始時に個別の栄養リスクを早期に判定し、栄養リスク者を栄養アセスメントに繋ぐ過程である。

　栄養アセスメントは、栄養リスク者に対して、その問題の特性や程度を評価・判定し、その背景にある原因を把握する過程である。

　栄養ケア計画は、一人の対象者に対して、栄養アセスメントによって把握された問題の解決のために一つの実行可能な計画を、対象者のケアに関わる人々で協議し、決定した内容を文章化する過程である。①栄養補給（補給方法、エネルギー・たんぱく質量、療養食の適用、食事の形態等食事の提供に関する事項等）、②栄養食事相談、③関連職種による栄養ケア等について計画される。

　実施・チェックは、カンファレンス、本人・家族への説明後に栄養ケア計画の実施上の問題をチェックし、計画変更する過程である。

　モニタリングは、再アセスメントの過程である。予め期間を決めて実施し栄養ケア計画の変更や終了を判断する。

　評価は、個別の長期目標の達成度等の総合的評価を行う。

　サービス評価と継続的な品質改善 continuous quality improvement (CQI) は、サービスの質の保証と向上のため、現状を出発点として、サービスを提供後の集団が改善されたかデータに基づいて評価し、品質改善活動に継続的に取り組む過程である。

（杉山　みち子）

第1章 開発から実装へ

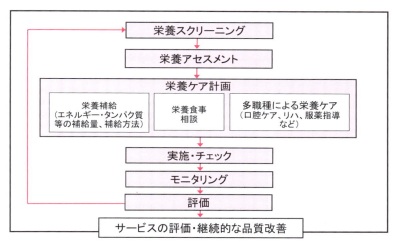

定　義：ヘルスケア・サービスの一環として、個々人に最適な栄養ケアを行い、その実務遂行上の機能や方法、手順を効率的に行うためのシステム。
ゴール：栄養状態を改善してQOLを向上させること。高齢者においては、自立した日常生活を維持できる期間を少しでも長くすること。
条　件：QOLの向上が栄養状態の改善よりも優先される場合にはQOLを優先。

図 1.2　栄養ケア・マネジメント（Nutrition Care and Management）の基本構造

厚生労働省老人保健事業推進等補助金研究「高齢者の栄養管理サービスに関する研究報告書、1997.

3. 栄養ケア・マネジメントの理念

　栄養ケア・マネジメントの理念は、これを担い協働する管理栄養士や関連職種の態度や意思決定のための共有基盤となる。

　栄養ケア・マネジメントの目指すものは、単に体重や検査値の改善ではない。本人・家族等にとっての尊厳を重視し、全人的な深い理解へと接近し、その根源となる「食べること」に関する要求を満たし、「食べる楽しみ」の充実をめざして個別の日常生活のなかで支援していくことである。

　「食べる楽しみ」について、マズローの要求五段階説に従えば、栄養ケア・マネジメントが目指すものが見えてくる（図 1.3）。

　生理的な欲求である〈食欲〉は、生きて活動するための基本的欲求として、これを引き出し回復させる支援が必要である。安全の欲求である食べ物、食事の安心・安全を求める欲求は、食べ物の入手や準備の困難、誤嚥の危険、あるいは食品・食事の環境が不衛生であると生じる。社会的欲求は、〈食べることの場への参加〉を通じて人とのコミュニケーションを図ることへの欲求である。自尊欲求は、その人自身が長い間培ってきた、あるいは、親から子へ、子から孫へと継承されてきた食事に関する嗜好、食文化、食習慣等の個性が尊重されることへの欲求である。そして、自己実現の欲求は、誰もが生涯にわたりもち続ける〈やりたいことをする〉という重要な欲求である。栄養ケア・マネジメントの理念は、これらの欲求に対応するサービスを提供することである。

（杉山　みち子）

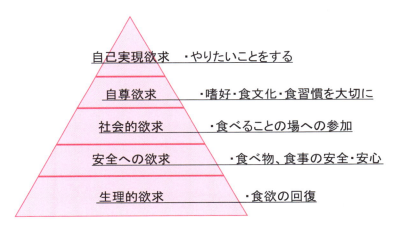

図 1.3 栄養ケア・マネジメントの理念：食べる楽しみの支援
　　　（マズローの要求 5 段階説より）

4. 高齢者の低栄養問題の提示

　栄養ケア・マネジメントは、高齢者の低栄養に対応するシステムとして四半世紀前の平成7年から4年間にわたる「高齢者の栄養管理に関する研究」（国立医療・病院管理研究所　松田、杉山、小山他）において創られた。当時、わが国は、超高齢化社会を迎え、高齢患者の医療費は増大の一途を辿っていた。そこで、平成12年度に介護保険制度の新設をめざして様々な政策研究が行われていた。

　その一環として、前述の研究事業において、ケアを要する高齢者の栄養問題は何かについて、全国規模の実態調査が初めて実施された。その結果、当時の病院（老人病棟入院医療管理料）の入院高齢者の約4割に、血清アルブミン値3.5g/dl以下の者（米国では、登録栄養士による個別の栄養ケアが必要な低栄養の中リスク者）がみられた（図1.4a）。このことは、当時の病院経営者に、「高齢者患者には給食を全部食べてもらっているのになぜ？！」と衝撃をあたえ、社会問題となった。さらに、海外の先行研究から、入院患者の低栄養が医療費の増大に関与することや、低栄養に対する栄養ケアによる介入が在院日数を短縮させ、医療費の削減に寄与することを報告した（第1章 -6）。

　当時の病院や施設における栄養管理は、エネルギーや栄養素を性別、年代別の食事摂取基準を満たす献立に基づいた給食の提供によって行われていた。栄養ケア・マネジメントは、この献立・調理に基づいた栄養管理のあり方を個別の栄養ケアへ大きく転換させるものであった（図 1.4b）。

（杉山　みち子）

（%）
50
40
30
20
10
0
42.8
31.6
6.7
0.7
39.4
34.7
10.4
0.2
男性
女性
入院
（n=1048）
在宅
（n=179）
外来
（n=268）
人間ドック
（n=1055）

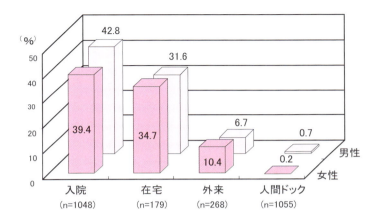

図 1.4a　わが国の高齢者医療施設入院患等の低栄養の中リスク者（血清アルブミン値 3.5g/dl 以下）の出現頻度

厚生省老人保健事業推進等補助金研究「高齢者の栄養管理サービスに関する研究報告書」（松田、杉山、小山他、1996-1999）

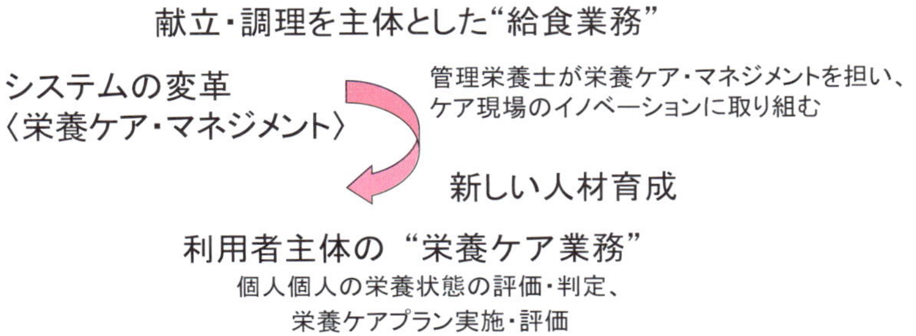

献立・調理を主体とした“給食業務”
システムの変革
〈栄養ケア・マネジメント〉
管理栄養士が栄養ケア・マネジメントを担い、
ケア現場のイノベーションに取り組む
新しい人材育成
利用者主体の“栄養ケア業務”
個人個人の栄養状態の評価・判定、
栄養ケアプラン実施・評価

図 1.4b　栄養ケア・マネジメントによる管理栄養士業務の改革

5. 低栄養の説明

　低栄養（protein energy malnutrition, PEM）は、たんぱく質及びエネルギーの欠乏状態をいう。急激な体重の減少はみられないが、たんぱく質が欠乏して、血清アルブミン値が低下したクワシオコル型、筋肉や体脂肪の減少が見られ、体重が減少したマラスムス型、その両方がみられるクワシオコル・マラスムス型がある。

　低栄養のリスクの有無は、たんぱく質及びエネルギーの欠乏状態を示す栄養指標である血清アルブミン値、BMI や体重の減少及び食事摂取量等によって評価・判定する。ただし、血清アルブミン値は炎症や脱水による影響を受けることに留意する。

　低栄養は、食事摂取量の減少による場合と、慢性疾患（腎疾患、がん、心不全、関節リウマチなど）による軽度〜中等度の持続性炎症や急性期の重症病態（重篤な感染、手術、熱傷、敗血症など）による重度の炎症を伴う疾患関連の場合がある。食事摂取量の減少には、多様な要因が関わっている（表 1.5）。いずれも栄養状態の改善・維持を目指して栄養ケア・マネジメントを実施する。

　低栄養と身体機能の低下との関連は、フレイル・サイクルで示される（図 1.5）。

　食欲不振により食事摂取量が減少し、低栄養に陥ると、筋肉量や筋力低下（サルコペニア）が発現し、歩行速度が落ちる等身体機能が低下し、身体活動量が減るとエネルギー消費量も減少し、食欲がさらに低下し低栄養が重度化する。栄養ケア・マネジメントにより、このサイクルの悪循環を断ち切る必要がある。

（杉山　みち子）

表 1.5　高齢者の低栄養の背景

疾患	摂食嚥下障害、認知症、腎疾患、悪性腫瘍、心不全、関節リウマチ、呼吸器疾患、肝疾患、消化器疾患・炎症、重篤な感染症、褥瘡、手術、敗血症等
加齢に伴う身体状況	日常身体活動（ADL）の低下、日常生活動作（IADL）の低下、摂食嚥下機能の低下、認知機能の低下、食欲の低下、下痢・便秘、味覚・臭覚・視覚等の感覚低下等
精神心理状況	うつ、不安（窒息や誤嚥性肺炎等）、閉じこもり、意欲の低下等
医薬品	食欲低下や食事時の傾眠等を起こす医薬品等
社会・経済的状況	介護力の欠如や介護負担感の増大　ネグレクト、低所得等
食習慣・食環境に関する状況	低栄養や食事準備等に関する知識や技術の不足、不適切な食習慣や生活習慣、不適切な買い物環境（スーパーやコンビニ等の食品へのアクセス上の困難性）、不適切な食事準備環境（台所や調理器具等）、不適切な食事の場や机・椅子等
食支援等の支援上の問題	不適切な食介護、不適切な食具、食事姿勢、不適切な食形態、リハビリテーション等の身体活動の過剰負荷等

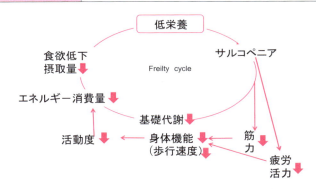

低栄養(protein energy malnutrition：PEM)：エネルギーとたんぱく質の欠乏した状態
フレイル：虚弱　健康障害に陥りやすい状況
サルコペニア：加齢に伴う筋力の減少、または老化に伴う筋肉量の減少

図 1.5　フレイル・サイクル

出典：日本人の食事摂取基準（2020年版）．高齢者　p415（厚生労働省）(https://www.mhlw.go.jp/content/10904750/000586580.pdf) を加工して作成.
(文献) Xue QL et al. J Gerontol A Biol Sci Med Sci 63: 984-90, 2008.

6. 医療経済的視点：
1990 年代の米国病院報告から

　1970 年代〜 1990 年代の米国の急性期病院の入院患者の 95％が高齢者であった。これらの入院患者には、病院規模にかかわらず。低栄養が高頻度に観察されていた。当時の米国は、"From Medical Care to Health Care" のスローガンのもと、1980 年代には老人医療費（メディケア）に診断別予見支払い方式 DRG ／ PPS が導入され、1990 年代には、巨大なマネジドケア組織が成長していった。

　平成 10 年度厚生労働省老人保健事業推進等補助金「高齢者の栄養管理サービスに関する研究」の最終報告書に、「栄養管理サービスに関する医療経済的評価」（小山秀夫、杉山みち子）として、130 件の主として米国の病院からの論文をもとに以下のような報告がなされた。

　入院患者の低栄養は平均在院日数（ALOS）を長期化し、医療費を増大させる原因であった。これは、内科・外科入院患者のうち低栄養の患者は低栄養ではない患者に比べて、年齢にかかわらず ALOS を長期化するという科学的根拠の蓄積によるものだった（表 1.6a）。

　さらに、低栄養の患者は ALOS の長期化ならびに合併症治療に伴って医療費を 30 〜 70％増大することが報告された。

　低栄養入院患者の ALOS の短縮のためには、早期栄養スクリーニングによる低栄養リスクの把握と、栄養アセスメント・栄養ケア計画による栄養管理の早期導入の効果が明らかだった（表 1.6b）。この 1990 年代に、米国の病院では登録栄養士の病棟配置とチーム医療への参加が推進されていった。

　　　　　　　　　　　　　　　　　　　　　　（杉山　みち子）

第1章　開発から実装へ

表1.6a　入院患者の低栄養(protein-energy malnutrition, PEM)と平均在院日数

著者	年	内容	平均在院日数	
			非PEM患者	PEM患者
Bastow MD	1993	大腿骨骨折患者	10.0	痩せ12／極痩せ23
Epstein AM	1987	関節置換術	21.5	30.1
Weber TR	1995	脳障害児　無菌室	15.1	26.8
		ICU	4.4	13.8
		全日数	1.8	18
Giner M	1996	ICU(前)	6.3	8.1
		(中)	3.5	9.5
		(後)	19.8	27.1
Finestein HM	1996	脳卒中後のリハビリテーション	44.9	58.9
Bernstein B	1996	リハビリテーション高齢患者		非PEM5.4日差
Savoi GCD	1996	股関節置換術		非PEMの2倍
China M	1997	一般	4.0	6
Fiaccadori E	1999	急性腎障害	23.5	34.8
Rady MY	1999	心臓外科患者　ICU	3.6	5.9
		全日数	11.6	17.9

表1.6b　低栄養入院患者の栄養管理によって削減した在院日数

著者	年	疾患名	削減日数(%)	削減コスト($／患者)
Moore EE	1986	腹部大外傷	3.0(11)	3,356
AskazanaziJ	1993	根治的膀胱切除術	7.0(29)	-
Bastow MD	1978	高齢者股関節骨折　痩せ	7.0(30)	-
Bastow MD	1983	極痩せ	2.0(16)	-
Collins JT	1978	結腸／直腸手術	8.0(29)	-
Deitel M	1976	消化管瘻設術	7.0(47)	-
Weisler RL	1984	熱傷	7.0(24)	6,400
Smith AE	1984	難治性下痢	26.0(37)	14,700
Stave VS	1979	新生児集中治療	7.5(14)	-
Smith AE	1988	小児科	2.0(13)	-
Szeliga DJ	1987	関節置換術	3.0(8)	-

小山秀夫、杉山みち子. 9章栄養管理サービスに関する医療経済的評価. 平成10年度老人保健事業推進等補助金研究「高齢者の栄養管理サービスに関する報告書」. p87-108.

7. 要介護高齢者の低栄養と死亡・入院との関連

　要介護高齢者における低栄養と死亡及び入院の関連を調べた先行研究を紹介する。

　介護保険施設（特養・老健）入所者 1,646 名（85.7 ± 8.7 歳）において、低栄養の中高リスク者は 54.8% と高い割合であり、低リスク者に対し、200 日間の追跡で死亡ハザード比 HR：2.10、入院 HR：1.43 と有意に増加していた（杉山・高田他、2015、図 1.7）。

　また、入所者のうちやせ（BMI18.5 未満）の者は 31.8% であり、この者達は BMI の標準の者に対し、1 年間の追跡で死亡 HR：1.84、入院 HR：1.28 と有意に増加していた（藤川・高田・杉山他、2018）[1]。

　一方、在宅療養中の要介護高齢者 1,142 名（81.2 ± 8.7 歳）の低栄養（MNA-SF による）の者は、非低栄養の者に対して、1 年間の追跡で死亡 HR：4.31、入院 HR：2.49、入所 HR：2.11 に有意に増加していた（葛谷他、2015）[2]。

　同様に、在宅療養中の高齢者 181 名（79.8 ± 8.8 歳）において、低栄養（MNA<17）の者は、非低栄養者に対して、2 年間の追跡で死亡の割合も HR：14.05 に増加していた（Inoue 他、2007）[3]。

　地域・病院・施設で生活する高齢者の低栄養による低アルブミン血症は、筋肉量が有意に減少した者にみられ、高齢者の死亡予測因子であった（Cabrerizo S, et al. 2015）[4]。

　以上から、要介護高齢者の低栄養を見過すことが、死亡や入院等の予後の悪化に繋がると言える。

（髙田　健人）

[特養・老健]ベースライン時の低栄養リスク*別
7か月間（200日）の累積死亡

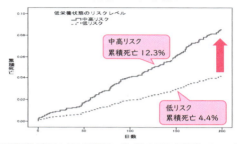

低栄養状態中高リスク　死亡の調整済みハザード比=2.102(95%信頼区間;1.401-3.154)

7か月間（200日）の累積入院

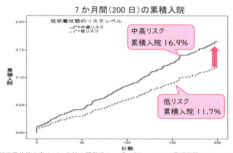

低栄養状態中高リスク　入院の調整済みハザード比=1.434(95%信頼区間;1.086-1.894)

※低栄養リスクは「栄養マネジメント加算及び経口移行加算等に関する事務処理手順例及び様式例の提示について（平成17年9月7日 厚生労働省老健局老人保健 課長通知老老発第0907002号）」によるもの
※ハザード比は共変量：性別、年齢、バーサルインデックス、併存疾患指数で調整
平成26年度老人保健健康増進等事業（老人保健事業費等補助金）「施設入所・退所者の経口維持のための栄養管理・口腔管理体制の整備とあり方に関する調査研究」より

図1.7　介護保険施設入所高齢者の低栄養と死亡・入院（200日間の追跡）

[1]藤川亜沙美、高田健人他、Nutrition Care and Managemet 18：12-20、2018. [2]厚生労働科学研究費補助金（長寿科学総合研究事業）地域・在宅高齢者における摂食嚥下・栄養障害に関する研究－特にそれが及ぼす在宅療養の非継続性と地域における介入・システム構築に向けて（研究代表者　葛谷雅文、分担研究者　榎裕美、杉山みち子他）．平成24年度～平成26年度総合研究報告書．2015年3月．[3]Inoue K, Kato M, Geriatrics and Gerontology Int 7：238-244. Sept.2007. [4]Cabrerizo S. et.al. Maturites 81(1)：17-27.2015.

8. 栄養ケア・マネジメントの必要性

　栄養ケア・マネジメントが栄養マネジメント加算として新設されるにあたって、まず、入院高齢者の安静時エネルギー消費量の携帯用熱量計による実測値の分布から、その個人差が 800kcal ～ 2,000kcal 以上と極めて大きいことが示された（図 1.8a）。このことから、低栄養の改善のためには、エネルギー及びたんぱく質の補給量を個別に算定することが必要であることは明らかであった。

　さらに、ランダム化症例対照研究において、某老人保健施設入所高齢者の血清アルブミン 3.5g/dl 以下の低栄養リスク者のうち、無作為に配置した栄養管理群には栄養ケア・マネジメントにより、個別に算定されたエネルギー及びたんぱく質の必要量（低栄養改善のため× 1.5 の係数を使用）の食事が提供された。一方、対照群には通常の給食が提供された。介入 12 週間後に、栄養管理群は、対照群に比べて血清アルブミン値の改善が明らかにみられた（図 1.8b）。

　その他にも、低栄養に対する栄養介入の効果については、地域・施設・病院の高齢者を対象とした 13 件の介入研究（RCT）のメタ解析により、栄養介入（エネルギー・たんぱく質付加等）により身体的 QOL（オッズ比：0.23）および精神的 QOL（オッズ比：0.24）が改善されたことが報告された（Rasheed 他、2013）[1]。

（杉山　みち子）

[1] Rasheed S. et al., Ageing Res. Rev 12(2)：561-566, 2013.

ケアを要する高齢者の個別の安静時エネルギー代謝は健常者より低い

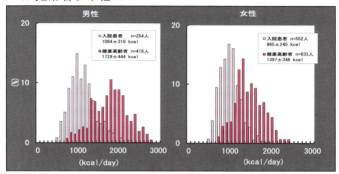

Nutrition Care and Management 1 : 178-187, 2001.

図 1.8a　高齢者の安静時エネルギー代謝

施設入所高齢者の栄養ケア・マネジメントによって血清アルブミン・プレアルブミンは改善する

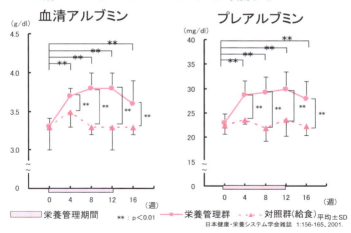

図 1.8b　施設入所高齢者に対する栄養ケア・マネジメントの効果

9. 介護報酬における栄養マネジメント加算の新設

　介護保険制度が平成 12 年に新設されて 5 年後の平成 17 年 10 月、介護保険施設において給付の対象であった食費が居住費とともに自己負担化されることになり、給食業務を行っていた管理栄養士の処遇が問題となった。

　そこで、当時の厚生労働省の三浦公嗣老人保健課長（局長を経て現日本健康・栄養システム学会代表理事）の依頼により、研究班（委員長　杉山みち子）が設置された。当該研究班は、要介護高齢者の最大の栄養問題である低栄養の改善のため、管理栄養士を常勤配置し、多職種による栄養ケア・マネジメントの重要性を提案した。平成 17 年 10 月に栄養ケア・マネジメントに対する介護報酬が栄養マネジメント加算として新設されるに至った（図 1.9）。

　栄養ケア・マネジメントの報酬制度は、管理栄養士の業務を、従来の献立作成・給食から個別の栄養ケア業務に大きく転換させた。さらに、強制経管栄養から経口栄養への移行（経口移行加算）や摂食嚥下障害者への経口維持（経口維持加算）も評価された（表 1.9）。

　翌平成 18 年 4 月には、介護予防の観点から、地域の非要介護認定者及び通所サービス利用の要支援者や要介護者の低栄養に対する栄養相談が導入された。さらに、病院においても栄養管理実施加算として、栄養管理が診療報酬として新設された。その 15 年後の令和 3 年度介護報酬改定において、栄養ケア・マネジメントの体制と取り組みは強化された。

（杉山　みち子）

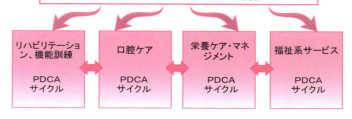

図 1.9 介護保険サービスにおける栄養ケア・マネジメント

表 1.9 移行加算・経口維持加算の算定要件（平成 17 年 10 月）

	経口移行加算	経口維持加算 I	経口維持加算 II
対象基準	静脈・経腸栄養法利用者	経口摂取者（非静脈・経腸栄養法利用者）	
評価基準	経口移行対象者うち、下記の1～4の該当者 1. 全身状態が安定していること 2. 覚醒を保っていること 3. 嚥下反射がみられること 4. 咽頭内容物を吸引した後は唾液を嚥下しても「むせ」がないこと	造影撮影又は内視鏡検査	水飲みテスト 「氷砕片飲み込み検査」 「食物テスト(food test)」 「改定水飲みテスト」等を含む頸部聴診法　等
医師の指示	有		
実施内容	多職種協働による摂食・嚥下機能に配慮した経口移行計画（経口維持計画）を作成し、管理栄養士・栄養士が食事の摂取（継続した摂取）を進めるための栄養管理（特別な管理）の実施。但：療養食加算を算定した場合には算定できない　※（　）経口維持加算 I・II		
算定期間	180日以内、その後2週間毎に医師の指示、入所者の同意を要する。 ＊平成24年度より1か月毎、歯科医師による指示も可		
加算	28 単位	28 単位	5 単位
様式例	特に指示なし		

10. 給食業務の効率化

　平成 17 年 10 月に栄養ケア・マネジメントに対する介護報酬が栄養マネジメント加算として新設されるにあたって、給食業務との関係を見直すことが必要であった。当時、介護保険施設の多くは常勤配置された管理栄養士 1 名によって給食管理が行われていた。管理栄養士が担う新たな栄養ケア・マネジメントは給食業務と併せて取り組むので、業務負担が生じることになる。

　管理栄養士の全業務時間に占める給食業務時間の割合を削減し、栄養ケア・マネジメントの業務時間を獲得するには、業務時間調査の分析結果から、療養食等の食種数を少なくすることと、監査が必要とされていた給食関連の帳票数を削減することが必要であった（図 1.10a）。そこで、「栄養ケア・マネジメントの実施に伴う給食関連帳票の整理」が厚生労働省健康局総務課生活習慣病対策室長、老健局老人保健課課長によって通知され、7 つの帳票が削減された（図 1.10b）。

　このような給食業務の効率化の根拠は、管理栄養士による業務コードを用いた 10 分間毎の 3 日間タイムスタディーにより提示することができた。

　令和 3 年度介護報酬改定によって、介護保険施設の管理栄養士の業務時間の上位は、栄養マネジメント強化加算算定の場合には記録・データ入力、ミールラウンド、栄養ケア計画作成、情報収取、カンファレンス等が占め、一方、非算定の場合には献立作成、発注、調理、配膳等と大きな差がみられている。

(日本健康・栄養システム学会 令和 4 年 3 月 https://www.j-ncm.com/wp-content/uploads/2022/04/r3-rouken-houkokusyo.pdf)

（杉山　みち子）

第1章　開発から実装へ

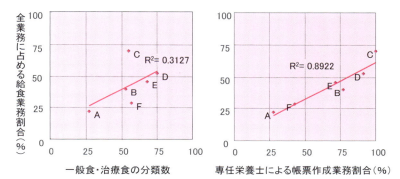

杉山みち子、小山秀夫:平均在院日数短縮化に資する栄養管理マネジメント技法―経営管理技法を導入した「栄養管理項目」の開発と実用化に関する研究、厚生科学研究補助金平成12年度医療技術評価総合研究事業「マネジドケアにおける医療システムの経営管理法の導入効果に関する研究」, 2000.

図 1.10a　給食管理の効率化と栄養ケア・マネジメント

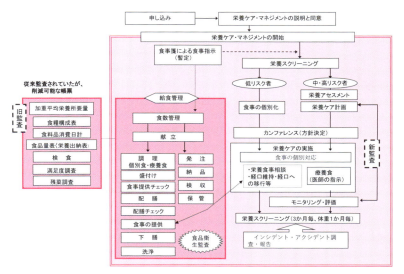

図 1.10b　栄養ケア・マネジメントにおける給食管理の手順効率化

39

11. 介護保険施設の療養食加算

　療養食加算は、栄養士が利用者の状態に合わせた栄養管理や療養食を提供した場合に算定できる。平成 17 年 10 月の栄養マネジメント加算新設時には療養食加算 23 単位 / 日が、平成 27 年度改定で 18 単位 / 日となり、さらに平成 30 年度介護報酬改定では「1 日」ごとの算定から「1 回ごと」の算定に単位数が変更され、6 単位 / 回（但：ショートステイ 8 単位 / 回）となった。現在算定できる療養食は、糖尿病食、腎臓病食・心臓病食、肝臓病食、胃潰瘍食、貧血食、膵臓病食、脂質異常症食、痛風食、特別な場合の検査食であり、心臓病食や腎臓病食は、毎日の食事に対する塩分が 6g 未満の 5.9g 以下でなければならない（但し高血圧症では療養食は算定できない）。

　介護保険施設入所高齢者の栄養ケア・マネジメントにおいては、低栄養改善や栄養状態の維持が優先的課題であるから、エネルギー摂取量の付加や甘い物の提供、あるいは食欲の維持や回復のために食塩の活用は必要とされている。

　高齢者の主食等の提供にあたっての食後血糖値の上昇（グリセミック・インデックス）の考慮や、食欲の回復・維持のための適切な塩分は、栄養ケア・マネジメントのもとに個別の栄養ケア計画に取り入れ、モニタリングにより検査値への影響を確認していくことになる。

　介護保険施設入所者への経口維持加算算定の死亡率や入院率の減少への効果を後述しているが、同様の対象者への療養食加算算定の入院率の減少に対する効果は見られていない（図 1.11）。

（杉山　みち子）

第1章 開発から実装へ

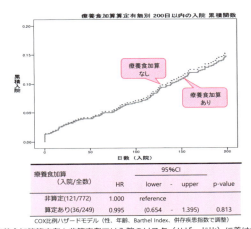

療養食加算算定者と非算定者では入院のリスク(ハザード比)に差はない

平成28年度老人保健健康増進等事業(老人保健事業費等補助金)介護保険施設における重点的な栄養ケア・マネジメントのあり方に関する調査研究事業(研究代表者 杉山みち子)日本健康・栄養システム学会

図 1.11　療養食加算と入院(特養施設)

12. PES と栄養診断の活用

　栄養ケア・マネジメントのうち栄養アセスメントは、個々の栄養リスク者に対して、その栄養問題を評価・判定し、その背景にある原因を把握する重要な過程である。従来は、アセスメント後に解決すべき栄養の問題、原因、そして問題が表出している兆候・症状について「栄養状態の評価・判断」として記述していたが、近年は、米国栄養士会による PES 表記（P：問題、E：原因、S：兆候・症状）と標準化された用語である栄養診断が翻訳され、臨床でも活用されている。

　問題（P：Problem）は具体的な栄養の問題である（表 1.12）。栄養ケアによって解決可能であり、症例によって複数該当する場合もあるが、その中からより早く解決すべき重要性の高い問題について最優先に示す。原因（E：Etiology）は、栄養の問題の原因であり、栄養ケアにより解決すべきターゲットである。この P 及び E を栄養診断用語で記述する。兆候・症状（S：Sign/Symptoms）は、栄養診断の根拠となる症状の特徴で、栄養アセスメントで把握される客観的データ等を記述する。

　特に実務経験の浅い管理栄養士にとっては、PES 表記や栄養診断用語の活用はアセスメント能力の向上に繋がる（表 1.12）。また、標準化された PES 表記が集積されることで、科学的根拠となる栄養データとしての活用が期待される。

　一方、わが国の介護や障害のサービスにおいて米国で作成された標準的な栄養診断用語を用いることの弊害もあるかもしれない。個別の栄養ケアにおいてはアセスメントした内容をそのまま詳細に記述することが重要な場面もあると考えられる。　　　　　　（髙田　健人）

第1章　開発から実装へ

表 1.12　ケア・マネジメントに活用できる PES と栄養診断

P	問題	栄養診断名（複数該当する場合があるが、優先順位をつけて記述する）
E	原因	栄養問題の原因であり介入の対象となる（栄養診断名が該当する場合がある）
S	兆候・症状	栄養診断の根拠となる栄養アセスメント・モニタリング等で確認される現象やデータ

栄養診断	コード	栄養診断	コード
エネルギー消費の亢進	N-1.1	食物や薬剤の相互作用	NC-2.3
エネルギー摂取量不足	N-1.2	食物や薬剤の相互作用の予測	NC-2.4
水分摂取量不足	NI-3.1	食物・栄養に関連した知識不足	NB-1.1
アルコール過剰	NI-4.3	食物・栄養の話題に対する誤った認識 関連した誤った信念（主義）や態度	NB-1.2
栄養素摂取のインバランス	NI-5.5	不規則な食事パターン	NB-1.5
たんぱく質量摂取不足	NI-5.7.1	不適切な食物選択	NB-1.7
炭水化物量摂取不足	NI-5.8.1	身体活動不足	NB-2.1
噛み砕き・咀嚼障害	NC-1.2	身体活動過多	NB-2.2
嚥下障害	NC-1.1	自発的摂食困難	NB-2.6
消化機能異常	NC-1.4	安全でない食物摂取	NB-3.1
栄養素代謝異常	NC-2.1	栄養関連用品の入手困難	NB-3.3
低体重	NC-3.1	認知能力の低下や認知症（コードなし）	―
意図しない体重減少	NC-3.2	うつや意欲低下（コードなし）	―

栄養管理プロセス研究会監修、木戸康博、中村丁次、小松龍史編、栄養管理プロセス　第2版　巻末表1~3　栄養診断，p247-249，第一出版、東京、2021年3月．より一部転載（詳細は本著参照のこと）

13. サービス評価と継続的な品質改善活動

　栄養ケア・マネジメントにおいては、現状を出発点として、利用者の個別データを蓄積し、継続的品質改善活動（CQI）の考え方を導入して、サービスの質を評価し、改善活動に取組むことが、当該システムの肝となる重要なところである。

　サービス評価は、①実施上の問題点がなかったかどうかを検討し改善点をみつける。②有効性、効果、効率を明らかにする、③研究や理論化を行うの3つの目的で行われる。また、構造 structure、経過 process、結果 outcome の3つの要素から構成される（図 1.13）。

　サービス評価の結果は、経営者や関連する職種、そして利用者・家族が共有化できるよう見える化し、システムや取組上の問題を解決するための CQI に組織的に取組み続けるために活用される。

　サービス評価は、6か月あるいは1年毎に行われるものであるが、その基盤となるのは、個別の利用者に対する栄養スクリーニング、栄養アセスメント・モニタリング、栄養ケア計画作成・実施という個別の PDCA サイクルを適切に回し、信頼できるデータが収集できていることが基本となる。

　本書は、日本健康・栄養システム学会における厚生労働省老人保健増進等事業による全国規模の介護保険サービス等のサービス評価に基づいた栄養関連の報酬制度の見直しや新設の経過について解説している。

　これまでは、個別の施設や事業所において、栄養ケア・マネジメントに対するサービス評価と CQI が組織的に取組まれるものであった。後述する日本健康・栄養システム学会の臨床栄養師研修における臨床

栄養師の認定論文審査においては、各自が担っている栄養ケア・マネジメントの評価に基づく CQI がテーマにされてきた。令和 3 年度介護報酬改定による LIFE への関連栄養情報の提供とそのフィードバックによって、栄養ケア・マネジメントの評価と CQI が全国的に実装されることになった。

（杉山　みち子）

Structures（ストラクチャー）構造	Process（プロセス）過程	Outcome（アウトカム）成果
・栄養部門サービス ・関連部門の施設構造 ・設備 ・組織 ・体制 ・人員配置 ・勤務体制・等	・栄養ケア・マネジメントの内容や流れ ・プラン通りにサービスが提供されたか ・栄養計画は適切だったか ・情報連携は適切だったか ・業務時間等	・栄養状態 ・日常活動動作 ・手段的日常生活動作 ・要介護度 ・在宅復帰 ・平均在院日数 ・合併症数 ・入院回数 ・医師の受診回数 　　投薬・注意・処置料 ・利用者満足度 ・QOL等

継続的な品質改善活動
（Continuous Quality Improvement）

図 1.13　栄養ケア・マネジメントの評価

PEM は〈障害〉か？〈状態〉か？

　本著「栄養ケア・マネジメントの実装」の発端となった平成7年度老人保健健康増進等事業（老人保健増進等事業）「高齢者の栄養管理に関する研究」にまつわる話を紹介したい。

　当時、国立医療・病院管理研究所医療経済部の小山秀夫部長や共同研究者達と欧米論文にある Protein Energy Malnutrition（PEM）の日本語訳をめぐって大議論となった。

　「PEM の Malnutrition を〈栄養障害（disorder）〉と訳せば、医師による診断名になる。しかし、今は給食を担う管理栄養士を多職種のケアチームの一員にしたい。管理栄養士による栄養アセスメントで栄養問題として PEM を把握し、多職種と協働して解決を図れるようにしたい。医療、介護、福祉そして保健も入れて、PEM のリスクレベルを早期把握することが重要だ。それには、〈栄養障害〉ではなく、〈低栄養状態（status）〉と訳してはどうか」ということになり、PEM はたんぱく質・エネルギー低栄養状態と訳され、最初の研究報告書が作成された。

　そして、四半世紀を経て、保健・医療・介護・福祉のあらゆる場において、PEM は、たんぱく質・エネルギー低栄養状態（〈低栄養〉あるいは〈低栄養状態〉という）として用いられている。

（杉山記）

第2章

口から食べる楽しみの支援の充実

1. ミールラウンドの導入

　介護報酬に栄養マネジメント加算が新設されて 10 年後の平成 27 年度介護報酬改定にあたって、厚生労働省は、「口から食べる楽しみの支援の充実」を口腔・栄養に関わる改定のスローガンとした。

　介護保険施設における重度者の割合は増大し、摂食嚥下機能障害に対応した経口による食事摂取の維持が課題であった（図 2.1a）。地域包括ケアシステムの構築が全国的に推進され、介護・医療連携が推進されていたが、経口維持加算の算定要件（前述表 1.9）であるレントゲン造影や内視鏡等による医療的な摂食嚥下機能検査をする地域の医師や歯科医師は少なかった。

　そこで、平成 27 年度介護報酬改定によって、経口維持加算の要件が見直され、これらの医療的な摂食嚥下機能の検査が必須でなくなり、代わりに水飲み試験や簡便なアセスメントによる検査後に、栄養ケア計画のもとで 2 職種以上によるミールラウンドやカンファレンスによる取り組みを行うことが要件とされた（図 2.1b）。

　Keller HH[1] は、「ミールラウンドは、患者の食事の場において、専門職が食事時の摂食嚥下や認知機能の低下に伴う兆候・症状、食行動、姿勢や環境、食事形態等及び食事介助の適切性について観察し、患者にニーズや嗜好について問いかけ、患者個別の低栄養のリスク要因を早期に把握し、問題解決を図り食事摂取量の増大、体重改善や栄養サービスの質の継続的な品質改善に寄与できる」としている。

（杉山　みち子）

[1] Keller HH, et al. J Am. Med Dir Assoc 7: 40-45, 2006.

第2章 口から食べる楽しみの支援の充実

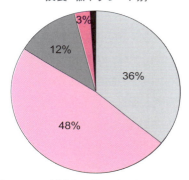

【出典】平成25年度老人保健事業推進等補助金「介護保険施設における摂食・嚥下機能が低下した高齢者の「食べること」支援のための栄養ケア・マネジメントのあり方に関する研究」（日本健康・栄養システム学会）

図2.1a　介護保険施設（特養・老健）入所者の摂食嚥能力の状況（1646名）

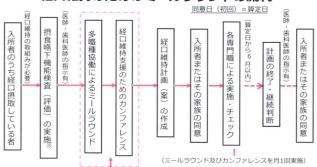

図2.1b　経口維持加算へのミールラウンドの導入

2. ミールラウンドの効果

　多職種によるミールラウンド・カンファレンスが平成 27 年度介護報酬改定により「経口維持加算」の算定要件に取り入れられた根拠となった研究成果として、以下の報告がある。

　菊谷ら[1,2] は、介護老人福祉施設入所者 58 名に対する摂食支援のため、1 か月に 1 回の多職種ミールラウンドおよびカンファレンスに基づき作成されたケア計画による介入を行った結果、介入当初は必要エネルギー量に対して平均約 200kcal/ 日下回っていた摂取量が、介入 6 か月後には平均約 100kcal/ 日増大し、さらに 1 年後には必要エネルギー量が充足され、あわせて体重が増加したと報告している。

　また、日本健康・栄養システム学会による全国の介護保険施設入所高齢者 1,646 名を対象とした研究では、ミールラウンドの観察項目のうち「噛むことが困難である」「硬い食べ物を避け、軟らかい食べ物ばかり食べる」「食べるときに下顎が出る」「興奮・大声・暴力」「失行」が低栄養（BMI18.5kg/m^2 未満）に関連する独立要因であり、さらにベースライン時の低栄養（BMI18.5kg/m^2 未満）がその後 1 年間の入院（多変量調整済みハザード比 1.34，95%CI：1.78-3.00）と死亡（多変量調整済みハザード比 2.31，95%CI：1.08-1.66）のリスクを有意に高めることを報告している[3,4]（図 2.2）。

　これらの研究結果から、低栄養に関連する要因を多職種によるミールラウンドにより把握し、カンファレンスを経て問題解決を図るための栄養ケア計画を作成し、栄養管理に取り組むことが重要視された。

（藤川　亜沙美、髙田　健人）

施設高齢者への多職種による食事の観察(ミールラウンド)やカンファレンスによる経口維持の取り組みは入院率を減少させる

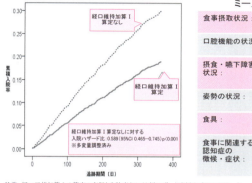

特養、経口維持加算Ⅰの算定の有無と入院率(Cox比例ハザード分析カプランマイヤー)
調整変数:性別、年齢、要介護度、摂食・嚥下能力グレード、低栄養リスク、入所者数

調整変数:性別、年齢、要介護度、摂食・嚥下能力グレード、低栄養リスク、入所者数
平成28年度老人保健健康増進等事業(老人保健事業費等補助金) 介護保険施設における重点的な栄養ケア・マネジメントのあり方に関する調査研究事業(研究代表者 杉山みち子) 日本健康・栄養システム学会

図 2.2　施設高齢者におけるミールラウンドの効果

[1) 菊谷武、高橋賢ж、福井智子他、老健歯科　22：371-382, 2008.
2) 菊谷武．老年医学　23：297-282, 2008.
3) 藤川亜沙美、高田健人他、Nutrition Care and Management 18(2)：12-20．2018.
4) 藤川亜沙美、高田健人他、Nutrition Care and Management 18(2)：21-29．2018.

3. ミールラウンドによる摂食嚥下リスクの観察

　実際のミールラウンドでは表 2.3 に示すような観察項目に加えて、認知症の兆候・症状（後述）の他に本人の要望、嗜好（食べたいもの、好きなもの）、食欲、食べる意欲、喫食の割合、食べることが困難なものや食べられるもの、食事摂取量（喫食率）、栄養補給量（エネルギー、たんぱく質、水分等）や必要量に対する充足率、体重の変動、身体の許容状況、脱水や浮腫の状況等が把握される。

　経口維持加算には、2 職種以上が協働する（Ⅰ）と、摂食嚥下に関わる専門職である歯科医師、歯科衛生士、言語聴覚士が参加する（Ⅱ）とがある。当該専門職が非常勤の施設は、来所時にミールラウンドを実施している。ミールラウンドからの問題（表 2.3）を多職種で共有し、問題解決のための意見交換をするカンファレンスは、フロアや廊下などで簡便に行われる。

　なお、平成 30 年度介護報酬改定では低栄養の高リスク者に対して、管理栄養士による食事の観察（ミールラウンド）を週 5 回以上実施し栄養管理を行うことを要件とした低栄養リスク改善加算が新設された（ただし経口維持加算との併算はできない）。

　さらに、令和 3 年度の介護報酬改定において、当該低栄養リスク改善加算は廃止され、栄養マネジメント強化加算の算定要件として、低栄養のリスクの高い者に週 3 回以上の管理栄養士によるミールラウンドが求められている。

（杉山　みち子）

第2章　口から食べる楽しみの支援の充実

表 2.3　ミールラウンドによる摂食嚥下に関する観察と対応

食事の観察を通じて気が付いたこと	対応
① 上半身が左右や前後に傾く傾向がある	リハビリテーション専門職による対応　シーティング開始　しっかり床に足がつくように調整する　膝は 90 度になるようにする（車椅子でもフィットレストではなく、床に足がつくようにする
② 頸部が後屈しがちである	リハビリテーション専門職による対応　リクライニング位の選択、枕での調整、全介助摂食による調整等
③ 食事を楽しみにしていない	好きな食べ物や献立の提供、楽しい雰囲気をつくる、声かけなど
④ 食事をしながら、寝てしまう	覚醒を促すための声かけ、ボディータッチ、食事時の姿勢の維持、薬剤の内容や服薬時間の確認、食事の時間を覚醒時にする等
⑤ 食べ始められない、食べ始めても頻繁に食事を中断してしまう、食事に集中できない	「食事ですよ」と声をかけする、声かけしながら一皿づつ順番に手提供する　スプーンを直接手にもたせ、最初の一口を食べてもらう、介助する、多動や興奮の場合には席につくように声かけする
⑥ 次から次へと食べ物を口に運ぶ	食事の観察をおこない、カトラリーの変更（一口量を小さく）、窒息の危険より米飯から全粥に変更、器をもって流し込んでしまうため別の器に小分けにして提供をおこなった
⑦ 食事又はその介助を拒否する	ご家族と検討し、普段の食べる環境と違わないか確認する　提供方法や声掛けに対するケア方法を統一する　視空間認知障害が考えられたことから、情報量を少なくするためにワンプレートや弁当箱に盛り付ける、一皿ずつ提供する
⑧ 食事に時間がかかり、疲労する	口腔残渣を確認する　全職種による摂食・嚥下の評価を行う　長時間口腔内に溜め込みが見られる場合もある　歯科受診（口腔ケア）を行い、口腔内の残渣が多い場合はムース食へ見直しを行うことや水分・汁物のとろみを調整するなど、食形態の見直しを図る
⑨ 食事の摂取量に問題がある（拒食、過食、偏食など）	拒食：食事の観察をおこない、コップ（見た目）や提供温度、食席の変更を行う　視空間認知障害が見られる場合は情報量を少なくするためにワンプレートや弁当箱に盛り付け、情報量を少なくするなどの検討をする等、カトラリーを適切なものに変更する
⑩ 口腔内が乾燥している　口腔内の衛生状態が悪い	口腔粘膜の保湿の必要がある　適切な口腔ケアの提供し、かかりつけ歯科医や協力歯科医療機関等に相談する
⑪ 固いものを避け、柔らかいものばかり食べる	食べる様子を観察し、摂食量の評価をおこなう　どのような食品や献立が避けられているかも確認する　歯が痛いかどうか聞き取る、麻痺側の口腔残渣を確認する　義歯や口腔の状況も観察し、歯科受診や口腔ケアをすすめる　食形態の見直しを図る　水分、汁物にとろみ剤を使用する
⑫ 上下の奥歯や義歯がかみ合っていない	歯科受診や言語聴覚士による評価を依頼する　食事形態やエネルギー、たんぱく質、水分の摂取を見直す
⑬ 口から食物や唾液がこぼれる	
⑭ 口腔内に食物残差が目立つ	食物残差の確認を行う　歯科受診や言語聴覚士による評価を依頼する　口腔ケアの検討　食事形態及びエネルギー、たんぱく質、水分の摂取量を見直す
⑮ 食物をなかなか飲み込まず、嚥下に時間がかかる	
⑯ 一口あたり何度も嚥下する	
⑰ 食事中や食後に濁った声に変わる	
⑱ 頻繁にむせたり、せきこんだりする	
⑲ 観察時から直近一ヶ月程度以内で、食後又は食事中に嘔吐したことがある	

53

4. 嚥下調整食やとろみ剤の活用

　経口維持（経口移行）のためには、個別の摂食嚥下機能に対応した食事形態やとろみ剤の濃度のレベルがミールラウンドとカンファレンスによって決められる。なお、経口維持加算は、栄養ケア・マネジメントを実施していることが要件となって算定されるので、栄養ケア計画にも必ず食事形態やとろみ剤の濃度が記載される。

　従来、介護保険施設や病院において、各施設それぞれの食事形態やとろみ剤の濃度がそれぞれの名称で呼ばれていた。これを標準化したのが日本摂食嚥下リハビリテーション学会[1]による嚥下調整食の用語と分類であった。栄養ケア・マネジメントには、この学会分類が活用され、科学的介護情報システム（LIFE）に提供される食事形態の情報は、この食形態やとろみ剤の濃度の学会分類が用いられている。

　一方、各介護保険施設で提供される主食や主要な主菜及び副菜の写真やとろみ剤の種類別の濃度の当該学会分類に対応させた表をフロアごとに設置するなどして、実際の配膳や食事介助に関わる介護職等と共有化することが行われている（図 2.4、表 2.4）。

　このような食形態やとろみ剤の濃度に関する対応表は、施設・在宅等の栄養情報連携を進めるうえにも必要とされ、地域の管理栄養士による病院、施設、在宅を繋ぐ食事形態に関しての情報連携が進められている。

（苅部　康子）

[1] 日本摂食嚥下リハビリテーション学会　嚥下調整食委員会　柏下淳、藤島一郎、藤谷順子、他．日摂食嚥下リハ会誌　25(2)：135-149，2021.

第2章　口から食べる楽しみの支援の充実

常菜食とソフト食

口腔ケア委員会
2021.10.1作成

常菜食

常菜食：一般食
献立には、ごぼうやれんこんなど
歯でしっかり噛む食材が含まれます。

ソフト食

ソフト食：嚥下調整食4
箸やスプーンで切れるやわらかさです。
素材と調理方法に配慮しています。
（かたすぎない、ばらけにくい、貼りつきにくい）

※日本摂食嚥下リハビリテーション学会嚥下調整食分類2021
classification2021-manual.pdf (jsdr.or.jp)

ムース食とミキサー食

ムース食

ムース食：嚥下調整食　3
形はありますが、舌と上あごで押しつぶせるやわらかさです。
口やのどでバラけず、まとまりやすく飲み込める形状です。

ミキサー食

ミキサー食：嚥下調整食　2-2
スプーンですくって、噛まなくても食べられる形状です。口やのどに残ったり、誤嚥しないよう配慮しています。

とろみの付け方　（リハパーク舞岡）

口腔ケア委員会
2021.8.3作成

トロミの基本・・粘度は0.5〜1.0%とする。1.0%以上では口腔内のべとつきが増え、液体の味に変化をきたします。
お茶など1.0%のトロミでもむせる場合は、ゼリー状での水分補給法を検討します。

200mlのお茶に対するトロミ剤の量

段階1　薄いとろみ

お茶を入れる量

200mlのラインまでお茶を注ぐ。

水分が正しく（計量していない）場合、とろみの濃度が不適切になります。とろみの濃度を高くするとかえって飲み込みにくくなり、誤嚥のリスクが高まります。

段階1　薄いとろみ　　段階2　中間のとろみ　　段階3　濃いとろみ

とろみの入れ過ぎは窒息のリスクも高まります

トロミが安定するまでの時間（目安）
- 温かいお茶・・・1分
- 冷たいお茶・・・5分
- 味噌汁・ホット牛乳・・・10分
- ジュース・冷たい牛乳・・・15分
- 濃厚流動・・・20分以上

まぜてもジュレ

離水が少ないので、ミキサー食以下の方にも提供が可能です。

お茶ゼリー　イオンゼリー

離水があるためムース食以上が適応です。丸のみ、スプーン山盛りは誤嚥・窒息のリスクが高くなります。クラッシュし、一口量に注意して提供してください。

※提供方法に不安がある場合はセラピストにご相談ください。

図2.4　食事調整食やとろみ剤の活用にあたっての施設内掲示

55

表 2.4　介護保険施設における嚥下調整食のための施設内掲示

嚥下調整食分類早見表　「日本摂食嚥下リハビリテーション学会嚥下調整食分類　2021」に準ずる

分類	嚥下訓練食（0j）	嚥下訓練食（0t）	嚥下訓練食（1j）
施設名称	嚥下訓練食		嚥下訓練食（ゼリー食）
形状	均等で、付着性・凝集性・かたさに配慮したゼリー　離水が少なく、スライス状にすくうことが可能なもの	均質で、付着性・凝集性・かたさに配慮したとろみ水（原則的には、中間のとろみあるいは濃いとろみのどちらかが適している）	均等で、付着性・凝集性・かたさ、離水に配慮したゼリー・プリン・ムース状のもの
目的・特色	重度の症例に対する評価・訓練用　少量をすくってそのまま丸のみ可能　残留した場合にも吸引が容易　たんぱく質含有量が少ない	重症の症例に対する評価・訓練用　少量ずつ飲むことを想定　ゼリー丸のみで誤嚥したりゼリーが口の中で溶けてしまう場合　たんぱく質含有量が少ない	口腔外で既に適切な食塊状となっている（少量をすくってそのまま丸のみ可能）　送り込む際に多少意識して口蓋に舌を押し付ける必要がある　0jに比し表面のざらつきあり
主食の例			ゼリー粥（スベラカーゼ）
咀嚼能力	（若干の送り込み能力）	（若干の送り込み能力）	（若干の食塊保持と送り込み能力）
	まぜてもジュレ、エンゲリード、アイソカルジェリーくりん	まぜてもジュレ（クラッシュ）	メイバランスブリックゼリー、ブイ・クレスゼリー、やさしい素材マンゴー

56

第2章　口から食べる楽しみの支援の充実

介護老人保健施設　リハパーク舞岡栄養課

嚥下調整食（2-1）	嚥下調整食（2-2）	嚥下調整食 3	嚥下調整食 4
	ミキサー食	ムース食	ソフト食
ピューレ・ペースト・ミキサー食など、均質でなめらかで、べたつかず、まとまりやすいものスプーンですくって食べることが可能なもの	ピューレ・ペースト・ミキサー食などで、べたつかず、まとまりやすいもので不均質なものも含むスプーンですくって食べることが可能なもの	形はあるが、押しつぶしが容易、食塊形成や移送が容易、咽頭でばらけず嚥下しやすいように配慮されたもの多量の離水がない	かたさ・ばらけやすさ・貼りつきやすさなどのないもの箸やスプーンで切れるやわらかさ
口腔内の簡単な操作で食塊状となるもの（咽頭では残留、誤嚥をしにくいように配慮したもの）		舌と口蓋間で押しつぶしが可能なもの押しつぶしや送り込みの口腔操作を要し（あるいはそれらの機能を分割し）、かつ誤嚥のリスク軽減に配慮がなされているもの	誤嚥と窒息のリスクを配慮して素材と調理方法を選んだもの歯がなくても対応可能だが、上下の歯槽堤間で押しつぶすことが必要で舌と口蓋間で押しつぶすことは困難
ゼリー粥（スベラカーゼ）	ゼリー粥（スベラカーゼ）	全粥　パン粥	全粥　パン粥　軟飯
（下顎と舌の運動による食塊形成能力及び食塊形成保持能力）	（下顎と舌の運動による食塊形成能力および食塊保持能力）	舌と口蓋間の押しつぶし能力以上	上下の歯槽堤間の押しつぶし能力以上
おいしくミキサー、やさしくラクケアととろとろ煮込み、バランス献立、なめらかおかず	ネオハイトロミールスリム	ソフティア、スベラカーゼ、やさしい素材、お茶ゼリー	片栗粉

57

5. 経口維持支援の事例 A（介護老人保健施設）

　本事例は、自宅での生活が困難で当施設に入所された 80 代女性（認知症）が、ミールラウンドやカンファレンスによる経口維持支援により口腔機能の改善、低栄養状態、本人の食べる楽しみが改善され、自宅復帰が可能となった。退所のための栄養相談は、息子の食事準備の不安を解決するために、作業療法士と管理栄養士で簡単料理の調理実習とともに、市販のたんぱく質の多い介護食を紹介した。

（苅部　康子）

対象者：女性・要介護 3・認知症高齢者の日常生活自立度Ⅱ b・
　　　　50 代息子と同居
本人の希望：聞き取り不可 / 家族の希望：今後は施設入所を検討し
　　　　　　たい
スクリーニング：身長 148cm、体重 38.0kg、BMI17.4kg/m^2、
　　　　　　　　通常体重 45.0kg
アセスメント：既往歴（認知症、貧血）、通常体重 45.0kg から 6
　　　　　　　か月で 38.0kg（7kg 減少）
　　　　　　　握力測定不可、下腿周囲長（右 25.0㎝、左 25.5
　　　　　　　㎝）、浮腫無
　　　　　　　ツルゴーネル低下を認める、RSST1 回、OD 不能、
　　　　　　　嚥下機能低下を認める。
　　　　　　　無歯顎、義歯は汚れ使用していない。自宅での食事
　　　　　　　摂取量の聞き取り不可。
　　　　　　　息子によると最近はヘルパーに任せっきりになって
　　　　　　　いたとのこと。
栄養診断：P（問題）：経口摂取不足
　　　　　E（原因）：義歯が合わず未装着
　　　　　S（兆候・症状）：6 か月間の体重減少 7kg

栄養ケア計画：必要栄養量　エネルギー 1,500kcal/ 日、タンパク質 60g/ 日、水分 1,620ml/ 日

長期目標（6 か月）：体重 42.0kg、食事形態を学会分類コード 4（ソフト食）、生活活動強度 1.4、家族と外食ができる

短期目標（3 か月）：体重 40.0kg、食事形態を学会分類コード 3（ムース食）、生活活動係数 1.3、外食に向け車へ乗り移りができる

経口維持支援を実施し、口腔嚥下機能の改善を図る。

・歯科医師による義歯作製にあわせて段階的な食事形態の見直しを行う。
・口腔内の汚れ、舌の変色の改善を図る。
・歯科衛生士の助言を受けて口腔咳嗽ができるようにする。
・食前の口腔体操を集団と個別（ブローイング）により実施する。
・セラピストによる呼吸リハを実施する。

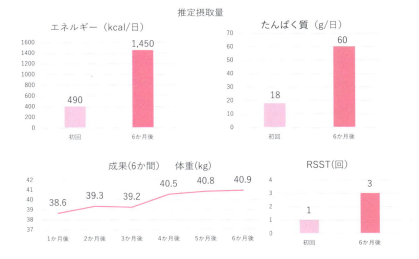

6. 咽喉マイクによる嚥下反射音の利用

　要介護高齢者に対する経口維持支援の難しさは、特に摂食嚥下機能評価にある。当介護老人保健施設では、従来は、オーラルディアドコキネシス（OD）や反復唾液嚥下テスト（RSST）によって嚥下機能の検査を実施していた。しかし、認知機能障害者やパーキンソン病（PD）の者は日内変動があり適切な評価ができなかった。またムセのない誤嚥は RSST では判断できなかった。そこで、咽喉マイク（写真）を導入した。咽喉とは頸椎の前方にあり、咽頭と喉頭から構成される。咽喉の重要な特徴として、食道と気管を分け、食物が気管に入るのを防ぐ喉頭蓋がある。

　咽喉マイクは、喉元に装着して、声を出した際に喉元の振動を拾って音声を相手側に届ける機器である。これを活用して、嚥下反射音の変化を把握することができる。

　Aの事例では、咽喉マイク装着後、お茶を嚥下した際、ゴックンコポン（異音）を認めた。咀嚼音は弱い。後半でムセ（ゴホゴホッ）を認めた（図 2.6）。そこで、水分は薄いとろみをつけると、嚥下がスムーズになった。特にムース食（嚥下調整食：3）の主菜は咀嚼音が弱く、観察からも、ムース食の際には、口角も上がっていないこと、口腔内の残渣もあり不適合と判定することができた。

（苅部　康子）

第2章　口から食べる楽しみの支援の充実

口腔体操	咽喉マイク装着 ↓ 食事提供 お茶		全粥	全粥	主菜
		ゴホッゴホッ（ムセ）	クチャクチャ（咀嚼音）	クチャクチャ（咀嚼音）	スーッ（呼吸音）
	ゴックンコポン（嚥下音）		クチャクチャ（咀嚼音）	小さいゴックン（嚥下音）	

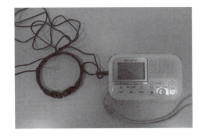 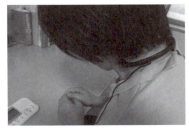

機種：咽喉マイク/南豆無線電機ENG-12jK標準サイズ、ソニーICD-X31メモリーカードレコーダー

図 2.6　咽喉マイクの活用

7. 事例 A　経口維持のための協働の実際

　事例 A の低栄養は、リハビリテーションの中等度の負荷により、消費エネルギー量が摂取エネルギー量を上回っていたことによるものだった。摂取エネルギー量がリハビリテーションの実施による消費エネルギー量に見合わなければ低栄養は重度化し、低栄養の改善どころかリハビリテーションの効果も期待できない。一方、口腔の問題の改善が低栄養の改善によって評価されているように、口腔ケアと低栄養の改善は密接に関連している。

　従来、栄養ケア計画は、管理栄養士によって個別に作成され、サービス計画において、リハビリテーション計画や口腔機能の向上に関する計画書との調整が行われ、各個別の計画書も別々に作成され保管されてきた。

　令和 3 年度介護報酬改定から、リハビリテーション、栄養、口腔の三位一体の栄養ケア計画書の様式例が厚生労働省から通知された（表 2.7）。これによって、栄養ケアとリハビリテーション及び口腔の専門職の情報交換や連携協働が日常的に行われる連携協働体制が求められてきた。

　なお、当該様式例は、令和 6 年度介護報酬改定における一体的取組に対応して改変されている（第 6 章付表）。

（苅部　康子）

第2章　口から食べる楽しみの支援の充実

表 2.7　リハビリテーション・個別機能訓練、栄養管理、口腔管理に係る実施計画書（施設系）

氏名:	A様		初回作成日:	2021年 5月 31日
作成者:	リハ ○○ ○○(PT)　　栄養 栄養 花子(RD)　　口腔 ○○ ○○(DH)		作成(変更)日:	2021年 5月 31日
利用者及び家族の意向	（ご本人）聞き取り不可 （ご家族）今後は施設入所を検討したい		説明日	2021年 6月 8日

	リハビリテーション・個別機能訓練	栄養、経口移行*1・維持*2	口腔
解決すべき課題（ニーズ）	#1.移動能力の低下 #2.筋力低下　　#3.嚥下障害と咳嗽力低下 #4.食形態の改善	低栄養状態のリスク(□低 □中 ■高) 体重減少6か月で7kg、血清アルブミン値3.1g/dL、必要栄養量充足率約30%を根拠として、認知機能低下による意欲と活動量の低下、義歯不適合、摂食嚥下機能低下が原因となった、経口摂取不足。	■ 口腔衛生状態(■ 歯の汚れ、■ 義歯の汚れ、 ■ 舌苔、■ 口臭) ■ 口腔機能の状態(■ 食べこぼし、■ 舌の動きが悪い、■ むせ、■ 痰がらみ、■ 口腔乾燥) ■ 歯の本数(0)本 ■ 歯の問題(□ う蝕、□ 歯の破折、□ 修復物脱離、 　■ その他( )) ■ 義歯の問題(■ 不適合、□ 破損、■ その他( )) □ 歯周病 □ 口腔粘膜疾患(潰瘍等)
長期目標・期間	（心身機能） ・杖で歩行ができる （活動） ・編み物ができる ・食形態の改善(嚥下調整食コード:2-2→4) （参加） ・息子と馴染みのレストランで食事ができる	#1. 必要な栄養量が摂れる(必要エネルギー1270kcalに体重増量量230kcalを加え、提供エネルギー1500kcalとし、たんぱく質60gとする)。　#2. 1か月に1kgの体重増加を目指す(6か月後42kg) #3.適切な食事形態(摂食嚥下学会分類コード4)を摂取することができる #4. 生活活動強度1.4、家族と外食ができる　【6か月】	□ 歯科疾患(□ 予防、■ 重症化予防) ■ 口腔衛生(□ 自立、■ 介護者の口腔清掃の技術向上、■ 専門職の定期的な口腔清掃等) ■ 摂食嚥下機能(□ 維持、■ 改善) ■ 食形態(□ 維持、■ 改善) ■ 栄養状態(□ 維持、■ 改善)
短期目標・期間	（心身機能） ・普通型車椅子への移乗ができる （活動） ・午前、午後は共有スペースで過ごすことができる ・食形態の改善(嚥下調整食コード:2-2→4) （参加） ・ユニットでの買い物ゲーム　・自動車の座席への乗り移り	#1. し好に配慮し、摂取栄養量を増やす。 #2.1か月に1kgの体重増加を目指す(3か月後40kg) #3.適切な食事形態(摂食嚥下学会分類コード3)を摂取することができる #4.生活活動強度1.3 外食に向け車に乗り移りができる【3か月】	■ 栄養状態(□ 維持、■ 改善) ■ 誤嚥性肺炎の予防 ■ その他(訪問診療における新しい義歯の作製、歯科医師による口腔機能管理、訪問歯科衛生指導等と合わせて実施)
具体的なケア内容	①立ち上がり練習 ②筋力トレーニング ③立位バランス ④方向転換練習 ⑤呼吸リハ ⑥ブローイングの方法を介護士に助言 担当職種:PT、期間:3か月 頻度:週 5回、時間 20分/回	①食事:学会分類コード2-2(全粥ミキサー200g、副食ミキサー食)②水分:薄いとろみ③全粥ミキサーにMCT100kcal追加する。④エネルギー出納の把握(体重計測)⑤胃口口腔体操⑥個別口腔練習(ブローイング)⑦摂食嚥下機能評価を行い段階的に食事形態を見直す。⑧ミールラウンドの実施、⑨ご家族への説明 担当職種:①②④管理栄養士⑤⑥介護士⑦⑧全職種⑨介護支援専門員 期間:3か月、頻度:①②毎食④毎1回⑤毎日⑥月1回⑦⑨適宜⑧週3回以上	□ 口腔の清掃 □ 口腔の清掃に関する指導 ■ 義歯の清掃 ■ 義歯の清掃に関する指導 ■ 摂食・嚥下等の口腔機能に関する指導 ■ 誤嚥性肺炎の予防に関する指導 ■ その他(義歯修理、ミールラウンドへの参加) ■ 月4回程度 ■ 月2回程度 □ 月1回程度 □ その他(訪問診療による義歯修理、訪問歯科衛生指導等)

算定加算等	■リハビリテーションマネジメント(介護老人保健施設) □ 個別機能訓練加算 ■理学療法 □作業療法 □言語聴覚療法 □理学療法、作業療法及び言語聴覚療法に係る加算(介護医療院) ■栄養マネジメント強化加算 □経口移行加算*1 □経口維持加算*2(□Ⅰ □Ⅱ) □療養食加算 □口腔衛生管理加算(I) ■口腔衛生管理加算(Ⅱ)

8. 認知症に対応したミールラウンド

　認知症の高齢者においては、本人の生活の質（Quality of Life：以下 QOL）を阻害する大きな要因の１つとして、精神症状と行動障害（Behavioral and Psychological Symptoms of Dementia：以下 BPSD）があげられる。中でも周辺症状から引き起こされる、食事中の徴候・症状及び BPSD（以下認知症高齢者の食事中の徴候・症状）は、自立摂取困難等の摂食行動に影響し、介護者の負担を増やし、食事量や体重の減少による低栄養状態や身体の合併症を引き起こす原因となる。

　認知症高齢者の食事中に日常的に観察される当該徴候・症状には、「食事の失認」、「傾眠」、「興奮・大声・暴言・暴力」、「妄想」、「拒食」、「偏食」、「徘徊・多動」、「早食い・詰め込み・丸のみ」、「失行（手づかみ食べ）」、「異食」、「盗食」等がある（図 2.8a）。これをミールラウンドによって把握し具体的に記録する。次に、食事摂取量や体重の変化を把握し、栄養ケア計画に反映させる。徴候・症状は、例えば「傾眠：食事の後半に眠り込む」等と記録し、栄養ケア計画には、「時間を変更する」「後半は介助する」「食事量は半分の提供」等と具体的な栄養ケアの内容を計画する。

　このような認知症の食事時の徴候・症状に個別に対応した栄養ケア計画によって３か月間介入すると、徴候・症状の軽減と食事の摂取量が改善することがわかっている（図 2.8b）。

（田中　和美）

第2章 口から食べる楽しみの支援の充実

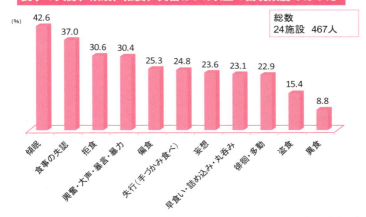

田中和美, 高田健人, 東野定律, 杉山みち子. 介護保険施設認知症高齢者における食事時の徴候・症状と栄養ケアに関する研究. 日本健康・栄養システム学会誌. 2011:11:7-22.

図 2.8a　認知症高齢者の食事時の徴候・症状の出現頻度

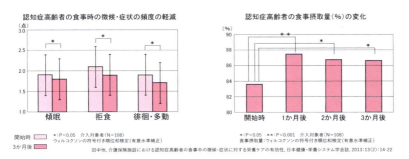

図 2.8b　認知症高齢者に対する栄養ケアの有効性

9. 看取りのための栄養ケア・マネジメント

　終末期（看取り期を含む）は、一般的には生命予後6か月以内とされているが、高齢者においては、1年以上続く場合もある。

　看取り期の低栄養は、るい痩（やせ）が主症状で、骨格筋や皮下脂肪がエネルギー源として慢性的に利用され身体たんぱく質の枯渇した終末期マラスムス、内臓たんぱく質が枯渇し著しい低アルブミン血症によって全身の浮腫が主症状である終末期クワシオコル、死が近づくと両者が枯渇し出現する終末期複合型 PEM がある。

　また、看取り期には、低栄養と係る様々な兆候・症状（体重減少、食欲不振、嚥下障害、口腔内乾燥、脱水、便秘等）が観察される。一方、輸液や強制経腸栄養法及び補助食品等への本人の忍容性を観察し、これらへの対応が求められる（表 2.9）。

　終末期には、ミールラウンドによる観察と適切なタイミングでの栄養ケアによって、栄養状態の維持が一時的に可能となったり、あるいは、強制経腸栄養で病院から施設への入所者が、経口移行、経口維持によって経口摂取だけで居宅に退所することがある。

　看取りにおいては、高齢者が人生の最期まで安楽に食べる楽しみをもつことができることが栄養ケア計画の目標となる。管理栄養士は、看取りチームの一員として、本人・家族の意思を尊重し、QOL の向上・維持の視点を持ち、その高齢者の「Living（生活） Life（人生）」を重視し、個々の病態の変化に応じた適正な栄養ケア・マネジメントに取組むことが求められる。

（梶井　文子）

第2章　口から食べる楽しみの支援の充実

表 2.9　看取り期の食事と栄養に関するする苦痛症状に対する栄養ケア

嘔吐・嘔気	嘔吐・嘔気を引き起こしている要因を探り出し、それらを取り除く。食べやすい量を少しづつにする。なめらかで、冷たく、口当たりのよいものとし、油で調理をしたものは避けて、食材を活かした調理をする。
嚥下障害	衰弱による嚥下障害は、飲食の困難さは死へのプロセスであることを理解してもらう。飲食を強要することなく、少量のアイスクリームやシャーベット、氷片等を最小限の嚥下機能を最大限利用し水分補給すること。
便秘（イレウス）	残渣の多い食事の禁止や中止。通常の便秘の場合には、水分摂取や腸管刺激のために温かい飲み物をすすめること。
下痢	水分喪失の回復のため、電解質バランスのとれたイオン飲料を経口で少しとすること。刺激的なもの、カフェインの多いもの、乳製品、脂肪、生野菜、豆類は避ける。
脱水	脱水はエンドオブ・ライフのプロセス。水分補給の目的は、体内水分と電解質バランスを正常範囲に戻すことではなく、快適さを追及し、QOL を低下させている症状を緩和することがある。
食欲不振	食事制限緩和、経口摂取をすすめる。食事摂取機能の低下に対する、食具などによる対応、嗜好への対応、感覚変化（臭覚、味覚）に対応すること。
口腔内の乾燥	肉類、魚類は加熱することによりたんぱく質が変性し固くなり、咀嚼が難しくなる。煮込み、あんかけ、蒸し物、スープなどで、口腔炎がなければレモン、ゆず、米酢、梅干しなどを用いると酸味による唾液分泌を促す。
医薬品の副作用による症状	低栄養、唾液分泌の低下などにより粘膜が傷つきやすくなり、咀嚼の刺激、義歯による口内炎、口腔カンジタ症など口腔内のダメージが発生しやすくなる。予防のためには水分摂取と義歯の調整、口腔ケアなどがあるが、食事を提供するうえでは科学的（酸味、塩味の強いもの）及び物理的（硬い、熱い、冷たい、形状）刺激の少ない調理法を選択すること。

10. 看取りにおける栄養ケア・マネジメントの実際

　令和3年度介護報酬改定においては、看取りの充実が図られた。特養、老健施設や介護付きホーム、認知症グループホームの看取りに係る加算（看取り介護加算、ターミナルケア加算）について、従来の死亡日以前30日前に死亡日以前45日前からの対応を新たに評価する区分が設けられた。この取組みは、医師が回復の見込がないと判断した者に対して、人生の最期の時までその人らしさを維持できるように、本人や家族の意思を尊重して、医師、看護職員、介護職員、支援相談員、管理栄養士等が共同して「人生の最終段階における医療・ケアの決定プロセスに関するガイドライン」[1] の内容に基づいた取組みを行うものである。

　令和元年度の調査によれば、褥瘡マネジメント加算や看取り介護加算に管理栄養士の関わりがあると回答した施設が、約6割であった（表2.10a）。また、これらの施設において、看取り期に管理栄養士が関与し、食事内容・形態の変更の工夫等が行われていた（表2.10b）。

　栄養ケア・マネジメントは、看取り期も実施し、体重・食事摂取率は減少するが、自然な変化と捉える。食べられない状況にあっても、好きなものを摂食・嚥下機能に合わせた形態に調整して口に含むだけの少量でも提供を検討する。お寿司や天ぷらなどの「思い出ご膳」を提供したり、家族との時間を過ごす「食べ納め」を行う等の栄養ケア計画を作成し、最期まで「食べる楽しみ」を支援する。（上田　まなみ）

[1] 厚生労働省(平成30年3月)(https://www.mhlw.go.jp/file/04-Houdouhappyou-10802000-Iseikyoku-Shidouka/0000197701.pdf)

第2章　口から食べる楽しみの支援の充実

表 2.10a　看取りへの管理栄養士の関わり

老健（n = 181）	施設数	(%)	特養（n = 283）	施設数	(%)
ターミナルケア加算	105	(58.0)	看取り介護加算（Ⅰ）	151	(53.4)
管理栄養士の関わりあり	63	(60.0)	管理栄養士の関わりあり	99	(65.6)
褥瘡マネジメント加算	70	(38.7)	看取り介護加算（Ⅱ）	89	(31.4)
管理栄養士の関わりあり	42	(60.0)	管理栄養士の関わりあり	54	(60.7)

令和元年度老人保健健康増進等事業「介護保険施設における効果的・効率的な栄養ケア・マネジメント及び医療施設との栄養連携の推進に関する調査研究事業」（日本健康・栄養システム学会）

表 2.10b　看取り期における栄養ケア計画書（100 件）における上位内容
（上位 7 項目 / 全 37 カテゴリー）

大項目	小項目	件数（全 100 件中）
利用者の食事状況や心身のアセスメント内容	無理はせず（可能な限り）、身長は年 1 回、体重は月 1 回の計測を行う	39
終末期における食事内容、形態の変更の工夫	栄養補助食品（ゼリー、プリン、濃厚流動、アイス）を追加する	55
	嗜好や体重の変家にあわせて食べられるもの、好きなものを提供する	22
	誤嚥を防止するために形態を嚥下しやすい状況で提供する	42
	食物形態をそのときの状態に合わせて、ムース食、半固形、流動食等段階的に変更する	20
看取り期における食事の提供の工夫	無理しない程度に、電解質、水分を重視（例　経口補水液やゼリーを中心にした等）する	10
家族への指示・連絡	家族に、何でも食べたいものを持ってきてくださいと、看護師、相談員を通じて依頼する	10

当該調査は、管理栄養士が関与し最期まで経口摂取を継続して看取った介護保険施設 20 施設 100 事例（男性 22 名、女性 78 名）の栄養ケア計画記録を分析したもの、看取り期は、亡くなる 1 か月（30 日前）からとした。
新出（上田）まなみ、梶井文子他. 介護保険施設における高齢者の最期まで「食べること」を支援し看取るための栄養ケア・マネジメントに関する研究―最期まで経口摂取を維持して看取った入所高齢者の終末期と看取り期の栄養ケア計画の実際―。Nutrition　Care and Management 15(2)：20 − 30，2015.

11. 看取りの栄養ケア・マネジメントの事例 B

　本事例は盲腸がん術後多発がん転移のあるがん末期の入所者である。治療は困難であるが、おだやかな最後を過ごしてほしいという家族の思いと、施設に入所中の夫と最後は一緒に過ごしたい、という本人の強い思いから入所に至る。黄疸も目立ち始め、食思低下が強いため、経口摂取は無理をせず楽しみを目的として支援を行った。

（堤　亮介）

対象者：90 歳女性 / 要介護度 3/ 認知症（日常生活自立度Ⅲ a）

スクリーニング：BMI19.6kg/m^2、Alb2.8g/dl、
　　　　　　　　摂食嚥下リスク（－）

アセスメント：ミールラウンド
　・食事摂取量はムラあり、6 〜 7 割程度
　・甘いものよりしょっぱいものが好き、関西風の味付けが好み
　・盲腸がんの影響を考慮し低残渣食
　・離床時間が長いと疲労しやすい

栄養診断：
　P（問題）：NB-2.5 栄養不良における生活の質
　E（原因）：体調により摂取にムラあり（摂取率 0 〜 80%）
　S（兆候・症状）：エネルギー充足率 78%、たんぱく質充足率
　　　　　　　　　　91%

第2章　口から食べる楽しみの支援の充実

栄養ケア計画：
　提供栄養量　エネルギー 1,400kcal/日、たんぱく質 40g/日、
　　　　　　　水分 1,000ml/日
無理な食事摂取を進めず、嗜好に合わせて食事を調整する。
栄養補助食品も使用することで、少しでも摂取栄養量を増やす。
家族の持ち込み食では禁食をしない。
週1回本人の好きなメニューを提供する。

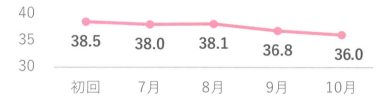

＜体重（kg）＞

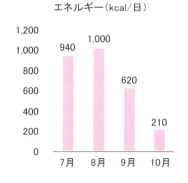

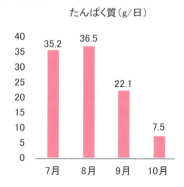

＜推定摂取量＞

先進するプロフェショナルたち

　栄養ケア・マネジメントの実装の過程で、先進する栄養のプロフェッショナルがいた。日本健康・栄養システム学会が育成してきた臨床栄養師等は、栄養ケア・マネジメントの実務を通じて新たな課題を見出し、利用者・家族のためにと、何ら報酬を得られないのに実践を重ねてきた。その背後には、経営理念のもとに組織運営する経営責任者の存在があった。

　平成 17 年度の介護保険施設の栄養マネジメント加算の新設には、研究モデルであった栄養ケア・マネジメントの実務を 10 年間にわたり続けた星野和子、清水幸子、田中和美、木下福子の各氏他多くの先人達がいた。平成 27 年度の経口維持加算へのミールラウンド導入では、苅部康子氏他が、令和 3 年度介護報酬改定での認知症グループホームでは堤亮介氏他が、通所サービスからの訪問では苅部康子氏や谷中景子氏他が先駆的にすすめていた。一方、診療報酬改定における ICU 等の栄養管理でも、矢野目英樹氏や工藤雄洋氏他が、また障害児者への栄養ケア・マネジメントには藤谷朝実氏、片岡陽子氏他が取り組んでいた。これらの方々は、当学会による研究事業の共同研究者となり、報酬化後の啓発のための手引書や研修教材等の作成にも加わり、研修の講師も引き受けてくれた。

　栄養のプロフェッショナル達による先進的な実務からの課題が、研究チームによる研究成果となって、厚生労働省の栄養担当官である管理栄養士にしっかり手渡されていった。　　　　（杉山記）

第3章

強化と充実

1. 令和3年度介護報酬改定による強化・充実

　平成17年10月に介護保険施設に栄養ケア・マネジメントが栄養マネジメント加算として初めて評価されて約15年目の令和3年度介護報酬改定は、栄養ケア・マネジメントに関する大改革であったとされている（表3.1）。このような強化・充実した栄養ケア・マネジメントは、3年後の令和6年度診療報酬・介護報酬の同時改定によって、医療・介護におけるリハビリテーション・機能訓練、栄養管理、口腔管理の一体的取組へと繋がっていった（第6章）。

表3.1　栄養ケア・マネジメントの強化・充実
（令和3年度介護報酬改定より）

（1）栄養ケア・マネジメントが施設運営基準に
介護保険施設の栄養ケア・マネジメント加算が約9割に算定されていることから、管理栄養士による栄養ケア・マネジメントが運営基準として位置づけられた。（未実施の場合14単位/日減算）
（2）栄養マネジメント強化加算の新設
介護保険施設においては、栄養マネジメント強化加算（11単位/日）によって管理栄養士を常勤換算方式で入所者50人対して1人以上（ただし、管理栄養士を1名以上配置し、当該管理栄養士が給食管理を行っている場合は、入所者70人に対して1名以上）という比例配置が報酬上評価された。栄養マネジメント強化加算の算定要件は、低栄養状態のリスクの高い入所者に対する管理栄養士によるミールラウンド（週3回以上）や退所時の栄養食事相談、栄養情報連携等の丁寧な栄養ケア、科学的介護情報システム（LIFE）への栄養情報の提供とフィードバックの活用とされた。なお、令和6年度介護報酬改定での一体的取組に関する報酬算定にあたっては、栄養マネジメント強化加算を算定していることが要件とされた。

（3）通所サービスにおける栄養ケア・マネジメントの充実

①口腔・栄養スクリーニング加算（（Ⅰ）20単位/回　（Ⅱ）5単位/回　※月に1回を限度）

　通所サービスにおける栄養改善加算(平成18年度新設)の算定が極めて低い。そこで、口腔機能低下や低栄養のおそれがある利用者を早期に確認し、必要なサービスに繋げるために、従来の栄養スクリーニング加算（平成30年度新設）と口腔のスクリーニングを一体化し、介護職員等によるスクリーニングが評価された。

②栄養アセスメント加算の新設（50単位/日）

　管理栄養士が多職種と協働して行う栄養アセスメント加算が新たに評価された。

③栄養改善加算における管理栄養士の在宅訪問

　栄養改善加算においては、管理栄養士が必要に応じて利用者の在宅訪問をすることも可能になった。

（4）認知症グループホームにおける栄養管理体制加算(新設)

　認知症グループホームにおいて、栄養管理体制加算（30単位/日）によって、管理栄養士（外部との連携を含む）が、日常的な栄養ケアに関わる介護職への技術的助言や指導を行うことが評価された。

（5）リハビリテーション・機能訓練、口腔、栄養に係わる実施計画書(様式例)

　リハビリテーション・機能訓練、口腔管理、栄養管理の計画書を一体的に記入できる様式例が示された。令和6年度診療報酬・介護報酬の同時改定によって一体的取組が報酬上評価される（第6章）。

（6）科学的介護情報システム（LIFE）への栄養情報の提出とフィードバック

　令和3年度からLIFEが本格的に運用され、上記の栄養マネジメント強化加算及び栄養アセスメント加算の算定にはLIFEへのデータ提供が要件とされた。LIFEによる大規模データを用いたサービス評価や各事業所・施設へのフィードバックの活用は、令和6年度介護報酬改定によって本格化していくことになる（第6章）。

（杉山みち子）

２．介護保険施設に管理栄養士を２名以上
　　配置することの効果

　介護保険施設では、これまで多くの施設で入所者数にかかわらず常勤管理栄養士が一人で多職種と連携して栄養ケア・マネジメントに取り組んでいた。

　日本健康・栄養システム学会では、厚生労働省老人保健健康増進等事業により、全国 10,000 余の介護保険施設から地域別に３割無作為抽出された施設への実態調査を積み重ね、管理栄養士を２名以上配置している特養（入所者数 80 人以上）において、ベースライン時から１年後の低栄養状態中高リスクの低リスクへの改善者の割合が管理栄養士１名配置の施設に比べて２倍以上であることを報告した（図 3.2）。

　さらに、管理栄養士を２名以上配置している老健入所者の１年間の在宅復帰率は 31.2% であり、１名配置施設の 22.4% と比べて有意に高く、管理栄養士２名以上配置している特養入所者の１年間の入院率は 20.3% であり、１名配置施設の 30.6% に比べて有意に軽減されていることを報告した（図 3.2）。

　このように管理栄養士を２名以上配置している介護保険施設における入所者アウトカムの優位性が示されたことで、令和３年度介護報酬改定で新設された栄養マネジメント強化加算は、管理栄養士を入所者数を 50 で除した数以上（常勤栄養士を配置し給食管理実施の場合 70 で除した数以上）配置し、効果的な栄養ケア・マネジメントを実施することが算定要件となった。　　　　　　　　　（髙田　健人）

第3章　強化と充実：令和3年度介護報酬改定

介護保険施設の栄養ケア・マネジメント体制の強化は低栄養を改善する

○ 栄養ケア・マネジメント体制を強化し、管理栄養士を2名以上配置している介護老人福祉施設（入所者80人以上）は、1年後の低栄養状態リスク改善者の割合が高かった。

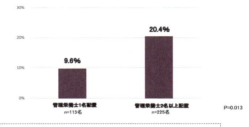

出典：平成28年度老人保健健康増進等事業
「介護保険施設における重点的な栄養ケア・マネジメントのあり方に関する調査研究事業」（一般社団法人日本健康・栄養システム学会）の有効解答データ

栄養ケア・マネジメント体制の強化は在宅復帰率を増大し入院率を減少する

○ 栄養ケア・マネジメント体制を強化し、管理栄養士を2名以上配置している介護老人福祉施設（入所者80人以上）では在宅復帰が有意に推進され、管理栄養士を2名以上配置している介護老人福祉施設（入所者80人以上）では入院が抑制されたい。

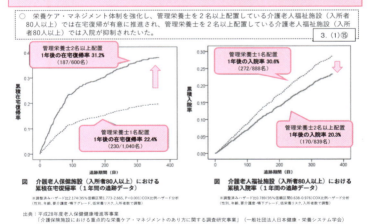

出典：平成28年度老人保健健康増進等事業
「介護保険施設における重点的な栄養ケア・マネジメントのあり方に関する調査研究事業」（一般社団法人日本健康・栄養システム学会）

同様の効果は施設調査からも検証された（松山沙奈江他.Nutrition Care and Management 18:2-11.）

図 3.2　介護保険施設に管理栄養士を2名以上配置することの効果

3．栄養ケア・マネジメントの実務の重点

　介護保険施設に常勤管理栄養士 2 名以上が配置され、どのようにしたら効果的な栄養ケア・マネジメントが提供できるかが課題である。

　栄養ケア・マネジメント業務の手順 41 項目のうち、低栄養の中高リスク者数の少ない施設は、ミールランドの実施や入所前後の栄養ケアに関する情報連携の実施の割合が高いことがわかった（図 3.3）。

　一方、誤嚥性肺炎による入院者数が少ない施設は、経口維持の取り組みへ歯科衛生士の参加、管理栄養士による高頻度のミールラウンドの実施、入所前後の栄養情報連携、施設管理栄養士の他事業所（短所入所生活介護や通所サービス等）での「食事の観察」や「栄養相談」の実施の割合が高いこともわかった（表 3.3）。

　そこで、「栄養マネジメント強化加算」による管理栄養士の 2 名配置のもと、低栄養の中高リスク者には、管理栄養士によるミールランドを週 5 回以上実施、入退所時の栄養情報連携の連携、リハ職や口腔の専門家と連携した経口維持の取り組みを重点化することが重要であるとされた。

　さらに、介護保険施設は、地域包括ケアシステムの栄養ケア・マネジメントの要としての役割も担っている。「栄養マネジメント強化加算」を算定している施設の管理栄養士が、併設の通所系サービスの「栄養改善加算」や認知症グループホームの「栄養管理体制加算」のための連携を積極的に推進していくことが期待されている。

（長谷川　末帆子）

第3章 強化と充実：令和3年度介護報酬改定

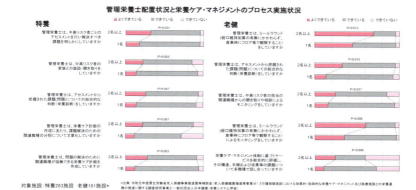

図 3.3　管理栄養士の配置数と栄養ケア・マネジメントのプロセス

表 3.3　介護保険施設における栄養ケア・マネジメントのプロセスとアウトカム

アウトカム	プロセス
低栄養状態の中高リスク者数[1] ⇩	多職種によるミールラウンドの実施【老健】 経口維持加算（Ⅰ）の算定あり【老健】 個別の食事対応が困難ではない【特養】 入退所前後の医療機関等との栄養ケアに関する情報連携を文書で実施【特養】 入退所前後の医療機関等との栄養ケアに関する情報連携を双方向で実施【老健】
誤嚥性肺炎による入院者数[2] ⇩	多職種ミールラウンドに医師が参加【特養】 多職種ミールラウンドに歯科衛生士が参加【老健】 管理栄養士がミールラウンドを週3回以上実施【老健】 入退所前後の医療機関等との栄養ケアに関する情報連携の内容で「食事姿勢・体位」と回答【特養】 施設管理栄養士が兼任する短期入所生活介護で「食事の観察」（ミールラウンド）や「栄養相談」を実施【特養】 施設管理栄養士が兼任する通所サービスで「食事の観察」（ミールラウンド）を実施【老健】

1. 低栄養の中高リスク者数（入所者100名当たり）の施設種別中央値以下
2. 入院者のうち誤嚥性肺炎入院者数（入所者100名当たり）の施設種別中央値以下
【特養】283施設、【老健】181施設
長谷川未帆子、髙田健人他、Nutrition Care and Management 20(2)：10-11、2020.

4．介護報酬改定に伴う栄養関連加算による収入

　平成 27 年度介護報酬改定及び令和 3 年度介護報酬改定によって、介護保険施設の栄養関連加算による収入は確実にアップした。

　この栄養関連加算の増大分によって管理栄養士の常勤配置数を適切に確保することである。そして、栄養ケア・マネジメントの質の向上と通所や認知症グループホーム等の併設事業所への横転換をはかっていくことができれば、地域包括ケアシステムにおいて、介護保険施設が栄養ケア・マネジメントの要としての役割を果たすことができる。

　平成 27 年度の経口維持加算の見直しにあたっては、入院定員数 80 床の介護保険施設を想定して次のように改定前と改定後の推定収入を比較することができた（表 3.4a）。

　一方、令和 3 年度介護報酬改定においては、栄養マネジメント加算が施設運営基準に包括化され、管理栄養士が常勤配置されていない場合には、減算されることから、常勤の管理栄養士 1 名分の人件費が基本サービス料で賄われるべきである。そのうえで、50 床に 1 名の管理栄養士の配置を栄養マネジメント強化加算で賄うと考えて、算定してみた（表 3.4b）。

　つまり、令和 3 年度介護報酬改定による栄養マネジメント強化加算を算定することによって、管理栄養士の追加 1 名分の人件費を確保することができるようになっている。

　そこで、栄養ケア・マネジメントを担う管理栄養士には、栄養関連加算による収入を算定し、管理者等への進言や調整によって適切な管理栄養士の配置数を確保し、栄養ケア・マネジメントの質の向上に努めることが求められる。　　　　　　　　　　　　　　（杉山　みち子）

第3章　強化と充実：令和3年度介護報酬改定

表 3.4a　平成 27 年度介護報酬改定による栄養関連加算から推定される収益
(80 床の施設の場合)

【改定前】
栄養マネジメント加算＋療養食加算
栄養マネジメント加算 14 単位 ＊ 80 名 ＊ 30 日 ＊ 10 円＝ 336,000 円
療養食加算　　18 単位 ＊ 80 名 ＊ 30％ ＊ 30 日 ＊ 10 円＝ 129,600 円
合計 465,600 円／月 (5,587,200 円／年)

【改定後】
栄養マネジメント加算＋療養食加算＋経口維持加算 (Ⅰ)
栄養マネジメント加算 14 単位 ＊ 80 名 ＊ 30 日 ＊ 10 円＝ 336,000 円
療養食加算　　18 単位 ＊ 80 名 ＊ 30％ ＊ 30 日 ＊ 10 円＝ 129,600 円
経口維持加算 (Ⅰ)　400 単位 ＊ 80 名 ＊ 60％ ＊ 10 円＝ 192,000 円
合計　657,600 円／月 (7,891,200 円／年)
改定後－改定前＝＋ 192,000 円／月 (＋ 2,304,000 円／年)

第3章

表 3.4b　令和 3 年度介護報酬改定による栄養関連加算から推定される収益
(80 床の施設の場合)

栄養マネジメント強化加算＋療養食加算＋経口維持加算 (Ⅰ)
栄養マネジメント強化加算　11 単位 ＊ 80 名 ＊ 30 日 ＊ 10 円＝ 264,000 円
療養食加算 6 単位／日 ＊ 3 回 ＊ 80 名 ＊ 30％ ＊ 30 日 ＊ 10 円＝ 129,600 円
経口維持加算 (Ⅰ)　　　400 単位 ＊ 80 名 ＊ 60％ ＊ 10 円＝ 192,000 円
合計：585,600 円／月 (7,027,200 円／年)
マネジメント強化加算を算定しない場合：－ 264,000 円／月
(－ 3,168,000 円／年)

5．通所サービスにおける低栄養と栄養相談の課題

　回復期リハ病棟においては、管理栄養士がリハビリテーション計画の作成に参画し栄養管理をした場合に9割の患者で低栄養が改善し、当該改善者では日常生活活動（ADL）が有意に改善している(Nishioka S, 2016)[1]。平成30年4月の診療報酬改定では、回復期リハビリテーション病棟入院料1に管理栄養士のリハビリテーション実施計画等への参加等の栄養管理が要件化された。

　一方、通所系サービスは、在宅の要介護高齢者のリハビリテーションや機能訓練の場である。当該利用者のうち6か月間に2~3kgの体重減少がある者は通所リハで18.8%、通所介護で20.0%、BMI18.5未満の者は通所リハで12.4%、通所介護で19.4%、他の調査では24.0%とその割合は高い。しかし、通所系の利用者に対する管理栄養士による栄養相談（栄養改善加算、介護予防を含めて）、ミールラウンドや在宅訪問は進んでいない。

　平成30年4月の介護報酬改定により、通所系での外部の管理栄養士による栄養改善加算の算定が認められ、さらに介護職等が利用者の低栄養をスクリーニングし、介護支援専門員と文書での情報共有により算定できる栄養スクリーニング加算が新設され、これが令和3年度の改定において、口腔・栄養スクリーニング加算に改変された。また、管理栄養士との連携を強化する栄養アセスメント加算が新設され、栄養改善加算では、管理栄養士の在宅訪問が可能となった。

　通所系利用者の在宅訪問により日常的な食習慣、食事準備、家族の介護負担等に対応した〈できること〉の継続性を重視した栄養ケア・マネジメントが必要とされている（表3.5）。　　　　　　（杉山　みち子）

第3章　強化と充実：令和3年度介護報酬改定

表 3.5　在宅高齢者のアセスメント

病歴	現病歴、既往歴、手術や入院の有無
体重	現体重、通常体重、体重減少、体重増加
食事の内容	食事回数、摂取量（主食の摂取量、副食の摂取量、水分摂取量等）、嗜好）
食事の準備	調理担当者：買い物（坂道や階段の状況、運搬の困難さ、最寄りの商店等の状況、食材の買い物経験、食事準備の困難（経験不足、体力・気力の低下等、食品衛生の知識がない等）の理由）等
食事の留意事項	食事療法の必要性、食物アレルギー、服薬
口腔・嚥下	食事時の摂食・嚥下状況（硬いものが困難、柔らかいもののみ、飲み込みに問題、むせる等
食欲・食事も満足度	いつから食事も満足度が低下したのか、その時、何か身体や生活の変化があったか。聞き取りの例「（●●さんにとって食欲の最もある状態を 5、ない状態を 1 とすると、●●さんの今の状況はどの位ですか？」
食事に対する意識	「●●さんは…、あるいは、介護者の場合には、●●さんに食事を準備して栄養状態を改善してもらいたいという気持ちはありますか？」また、食事準備ができるか、食事準備する意欲があるか、食事準備を支援する人がいるか、栄養素等を考えて食べているか等を具体的に把握する。
介護サービス	他の介護サービス等の利用の有無を☑する。現在理王されている訪問介護等による食事介助、配食サービスなどの調理支援の状況、本人の意向を確認する。

参考：栄養改善マニュアル（改訂版）平成 21 年 3 月「介護予防マニュアル」
分担研究班研究班長神奈川県立保健福祉大学保健福祉学部　杉山みち子
[1] Nishioka S et al, J Acad Nutr. Diet, 116(5)：837-43, 2016.

6. 通所サービスからの管理栄養士による在宅訪問

　通所サービスにおける、低栄養リスク者に対する栄養相談においては、利用者の在宅での日常の食習慣、食事の準備及び食環境の把握が重要になる。

　栄養改善加算においては、管理栄養士は利用者の通所時に1日3食及び間食の食事内容や量を大まかに聴取する（表3.6）。その後の栄養相談においては、例えば、現体重よりも1か月間に1kg増やすためには、1日当たり230kcalをプラスする必要があり、現在の食事や間食のどこに何を追加したらよいか、あるいは何を何に換えたらよいのか（例えば食事量が少なければ、少量でも高エネルギーの食品に置き換えるなど）、本人・家族が容易に理解し、簡単にすぐできることを提案する。また、体重が毎月減少している状況にある利用者に対しては、まず、リハビリテーションよりも低栄養の改善を優先する。

　令和3年度介護報酬改定により、栄養改善加算による管理栄養士の在宅訪問が可能となり、在宅訪問は以下のような場合に必要となる。

　・通所時に在宅での食事の内容や準備等の把握が困難である

　・通所時の食事摂取状況は良好で、在宅でも食べていると言うが、体重減少が持続し、在宅の食事状況を確認する必要がある

　・介護者（家族）の食事支援への意欲や状況に問題がある

　・食事準備の実施者に食形態やとろみ剤等の助言が必要である

　在宅における食事や食事準備の問題が把握されて、初めて適切な栄養相談やコンサルテーションが提供できる。

（苅部　康子）

第3章　強化と充実：令和3年度介護報酬改定

表3.6　食事内容の記録（通所・居宅）（様式例）

食事内容の記録（通所・居宅）（様式例）

食事は主に、いつ、どんなものを食べていますか？（たとえば、昨日はどうでしたか？）

（調査日　●年●月●日）

食事時間		主食	主菜	副菜	その他
	食事例	ごはん・パン そば・うどん 　　　　　など	魚・肉料理 湯豆腐 卵焼き　　など	けんちん汁 サラダ、お浸し 　　　　　など	果物 牛乳・ヨーグルト 　　　　　など
（ 8:00 ）	朝	欠食	欠食	欠食	
（11:00）	昼	菓子パン1個			お茶
（18:00）	夕	ご飯80g	豚カツ半量	キャベツ10g	
（15:00）	間食				せんべい

食事内容の問題点

摂取栄養量が必要栄養量を下回っている。
主介護者（妻）の入院による生活意欲が低下している。
エネルギー不足、たんぱく質不足
食形態の不適合

第3章

85

７．通所サービスの在宅訪問と栄養相談

　本事例は、体重減少（６か月間に6kg以上、男性、認知症）のため、管理栄養士の在宅訪問により毎日の昼食の欠食が把握され、適切なエネルギー、たんぱく質の摂取のための献立作成を妻と行い、６か月後にエネルギー、たんぱく質の摂取量、体重、IADL及び本人の食べる楽しみが改善された。

（苅部　康子）

対象者：男性・要介護度３・認知症高齢者の日常生活自立度Ⅱｂ・
　　　　妻と同居
本人の希望：在宅生活の継続のために体力を回復したい／妻の希
望：転倒の心配　老健併設通所リハビリテーションの利用（週３
回、昼食有）
スクリーニング：６か月間の体重減少6.4kg（BMI19.1 kg/m^2）、
　　　　　　　　摂食嚥下リスク（－）
アセスメント：管理栄養士の通所時ミールラウンド：昼食100%
　　　　　　　摂取、ムセや食べこぼし（－）
管理栄養士による在宅訪問：妻：「食事をすすめても、本人が「これだけでよい」と拒否する」
妻からの３食の内容の聞き取り：朝食に主食がない。昼食は本人の希望により毎日クリームあんみつ、夕食は主食、副菜が適量
　⇒１日の推定摂取量：エネルギー（－550kcal）、たんぱく質（－20g）、水分（－420ml）

栄養診断：Ｐ（問題）：エネルギー摂取量不足
　　　　　Ｅ（原因）：炭水化物、タンパク質摂取量不足
　　　　　Ｓ（兆候・症状）：６か月間の体重減少6.4kg

第3章　強化と充実：令和3年度介護報酬改定

栄養ケア計画：必要栄養量　エネルギー1,750kcal/日、たんぱく質60g／日、水分1,620ml／日
⇒昼食にエネルギー推定摂取量500kcal程度を主食、主菜、副菜により提供すること。
⇒・管理栄養士が月1回訪問し昼食献立を妻と一緒に作成（初回、2回目訪問時）、その後の状況確認やアドバイスを妻に行う（3・6回目の訪問時）。
・本人に通所時に昼食の大切さやおいしく食べているかと声かけする。食事量や体重の改善がみられたら褒める。
・通所のリハビリテーション職員とエネルギーの出納バランスについて検討し、摂取量や体重が改善するまでリハビリテーションと食事摂取量との調整を随時行う。

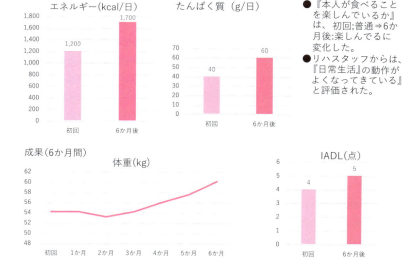

8. 認知症グループホーム利用者の低栄養と摂食・嚥下の問題

　わが国における認知症の高齢者のための支援拠点として重要な役割を担っている認知症対応型共同生活介護（以下「認知症グループホーム」という）は、全国で約1万3千か所、利用者数は約19万人とされ、認知症を持つ高齢者の増加に伴い、認知症グループホームにおける栄養管理の重要性は高まっている。

　認知症の高齢者は、認知症の進行とともに嚥下障害や生活機能の低下が起こりやすく、その結果として低栄養のリスクが高まることが報告されている。日本健康・栄養システム学会は、平成29年度老人保健健康増進等事業において、認知症グループホーム利用者の栄養管理に関する実態把握を行ったところ、利用者の約5人に1人が低栄養（BMI18.5kg/m^{2}未満）であり、要介護度や認知症高齢者の日常生活自立度の重度化した利用者でその割合は増大していた。また、低栄養者の2割以上に摂食嚥下機能の低下に対応した食事形態の調整が行われていた（図3.8）。

　このような背景から、平成30年度介護報酬改定において、認知症グループホームで福祉職等が利用者の低栄養リスク（BMI等）を把握し介護支援専門員等に情報提供する「栄養スクリーニング加算」が通所系サービスと同様に新設され、さらに令和3年度介護報酬改定により口腔・嚥下の問題に対するスクリーニングと一体化された「口腔・栄養スクリーニング加算」に改変された。

（堤　亮介、髙田　健人）

第3章 強化と充実：令和3年度介護報酬改定

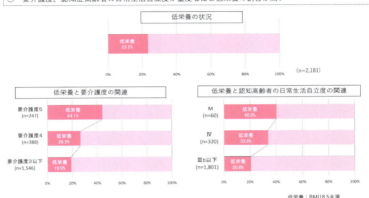

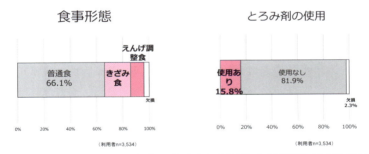

出展：平成29年度老人保健健康増進等事業「認知症対応型共同生活介護における栄養管理のあり方に関する調査研究事業」（一般社団法人 日本健康・栄養システム学会）

図 3.8 認知症グループホーム利用者の低栄養と摂食・嚥下の問題

9．認知症グループホームにおける介護職の
　　栄養・食事に対する不安

　令和3年度介護報酬改定によって、認知症グループホームに「栄養管理体制加算」が新設された。改定以前の平成29年度に日本健康・栄養システム学会が実施した実態調査（老人保健健康増進等事業）によると、認知症グループホームの介護職等においては、利用者の食事の準備や食事提供に関する困りごととして、摂食嚥下障害に関する問題（嚥下62.1%、誤嚥・窒息48.4%、食事形態の適正45.6%）、食欲不振45.9%、肥満40.9%、認知症に特有の食事時の傾眠、失認、偏食等の行動心理症状37.9%、やせ29.4%などがあげられていた。しかし、認知症グループホームと同一法人内に管理栄養士、栄養士の配置があると、これらの困りごとや不安が少ないことが報告された（図3.9）。

　調査当時、認知症グループホームにおける管理栄養士・栄養士の関わりは4割程度と少なかったが、その関わりの内容は、食事の献立作成、入居者の栄養・食事問題の把握、食事の衛生管理、調理・買い物の助言・指導、嚥下調整食についての助言・指導、栄養食事計画の作成等であった（図3.9）。

　認知症グループホームにおける管理栄養士の関わりを推進するための栄養管理体制は、介護職の食事準備や食事提供に対する不安や困りごとを軽減し、利用者の低栄養や摂食嚥下機能低下及び食事時の兆候・症状に対応した栄養・食事サービスの提供に寄与すると期待される。

（堤　亮介、髙田　健人）

第3章 強化と充実：令和3年度介護報酬改定

認知症グループホームにおける栄養士・管理栄養士の関わり

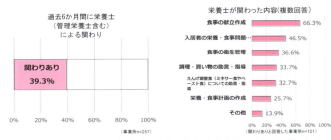

出展：令和2年度年度老人保健健康増進等事業「認知症対応型共同生活介護における栄養管理のあり方に関する調査研究事業」（一般社団法人 日本健康・栄養システム学会）

認知症対応型共同生活介護におけるスタッフの困りごと・不安

○認知症GHにおいて、同一法人内に管理栄養士・栄養士の配置があると、入居者の食事の準備や食事提供に関するスタッフの困りごとや不安、入居者の栄養や食べることの問題に関する困りごとが少ない。

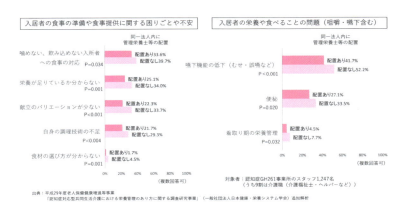

令和2年11月5日（木） 第191回社会保障審議会介護給付費分科会

図 3.9 認知症グループホームにおける管理栄養士の関わりと介護職の栄養に対する不安

10. 認知症グループホームにおける栄養管理体制

　認知症グループホームの栄養管理体制加算（図 3.10）においては、事業所に連携している管理栄養士は、介護職等からの事前情報として、口腔・栄養スクリーニングの結果、近時の献立、食事・生活状況等を収集し、必要に応じて事業所の食事時等に訪問し、口腔・栄養スクリーニングによってリスクの判断された居住者だけではなく、他に問題のある居住者がいないか、体重、食事記録の確認や食事時の一人ひとりの様子の観察を行う。その後、管理者や福祉職等に栄養ケアに関する技術的助言や指導を行う。

　具体的には、低栄養状態の評価方法、栄養ケアに関する課題（食事中の認知症の兆候・症状である傾眠、拒食、徘徊多動等）への対応方法、食形態の調整及び調理方法、その他の助言・指導を行うことが要件となっている。必要に応じて食事時のミールラウンド、個別栄養ケア計画の作成、ポスターやリーフレットの提供やレクチャーなども行われる。

　本加算のポイントは管理栄養士に、介護職等への助言・指導が求められているところである。そのため管理栄養士は、当該加算に関する「栄養ケアに係る技術的助言及び指導報告」の記載にあたっては、福祉職等が理解しやすい用語や文章を用いて記載する。

　認知症グループホームの管理者や福祉職とともに、認知症の栄養・食事支援に関する成功事例を積み重ねていくことが求められている。

（堤　亮介）

第3章 強化と充実：令和3年度介護報酬改定

栄養管理体制の強化
（栄養管理体制強化加算）

管理栄養士は、
介護職等からの事前情報の収集し、
（口腔・栄養スクリーニング
データ、近時の献立、食事・生活状況
等）
栄養ケアに関する技術的助言や
指導を行う。
具体的には・・
・低栄養状態の評価方法
・栄養ケアに関する課題
　（食事中の傾眠、拒食、徘徊
　　多動等）への対応方法
・食形態の調整及び調理方法
・その他の助言・指導　が要件とされて
いる
食事時のミールラウンド
個別栄養ケア計画の提供等の
栄養ケア・マネジメント、
ポスターやリーフレットの提供や
レクチャーなども行われる。

ミールラウンド（食事時の観察）

ミールラウンド等を行い、食事量や食事に影響を与えている　食事時の徴候・症状を分かりやすく具体的に記録する

食事摂取量や体重が変化しているかどうかを把握する

担当者会議に参加し、ケアプランに記載し、継続して記録する。

（例）
食事の後半に眠り込む　　　（傾眠）
食事の後半に全部混ぜる　　（失認）
近くの皿しか食べない　　　（失認）
白いご飯が認識しにくい　　（失認）
肉が残ることが多い　　　　（拒食、偏食）
みそ汁に毒が入っている　　（妄想）
隣の人の食事に手を出す　　（盗食）
食事時何度も立ち上がる　　（徘徊、多動）

図 3.10　認知症グループホームにおける栄養管理体制加算の実務

11. 認知症グループホームの栄養管理の事例

　認知症グループホーム居住者の当該事例は、ホームで提供されていた〈きざみ食〉によって「むせること」が頻回になり、体重が減少してきた。このことに不安を感じたホームの管理者より同一法人内の管理栄養士に相談があった。そこで、管理栄養士がミールラウンドをしたところ食形態の不適合が発覚し、食形態の変更やその対応を管理者に提案・説明し、3か月目、さらに6か月目には食事摂取量が増加し、体重増加がみられた。　　　　　　　　　　　　　　　　（堤　亮介）

対象者：84歳女性／要介護度3／認知症（日常生活自立度Ⅱb）

スクリーニング：BMI17.9kg/m^2・摂食嚥下リスク（＋）

アセスメント：

・ミールラウンド

　・何度も飲み込んでいるが口腔内の残渣がなかなか減らず、お茶を飲むときにむせている

　・食べ残しだけでなく、食べこぼしも1〜2割程度ありそう

・管理栄養士による聞き取り

　・むせるのがつらく、途中で食事が嫌になってしまうと話される

　・甘いものが好き

栄養量書断：

・P（問題）：低体重

・E（原因）：食形態の不適合による経口摂取量不足

・S（兆候・症状）：BMI17.9、食事時のむせ

栄養ケア計画：
・提供栄養量　エネルギー1,500kcal/日、たんぱく質54g/日、水分1,200ml／日
・食事形態をきざみ食→学会分類コード3のソフト食に変更
・飲み物も中間のとろみをつける
・本人と相談し、食事の前に嚥下体操を実施する

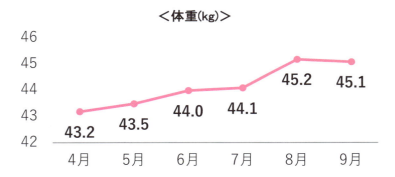

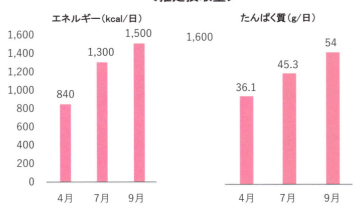

介護保険施設での栄養マネジメント強化加算の算定が始まって…

　令和3年度介護報酬改定によって、介護保険施設での栄養マネジメント強化加算（内容は第3章参照のこと）の算定が始まったが、実務の現場はどうなっているのだろう？

　日本健康・栄養システム学会は、令和3年度老人保健健康増進等事業（老人保健増進等事業）の一環で、介護報酬改定後のインタビュー調査が行われている（榎裕美小委員長）。対象は、介護保険施設の臨床栄養師等である。

　管理栄養士（10施設）は、次のように語っている。「栄養マネジメント強化加算の算定は収益に確実に寄与している」「頻回なミールラウンドが、多職種との連絡や情報共有、相談を日常化し、また、高齢者の意欲・食欲・姿勢等の日間や毎食間の変化の気づきと細かい対応を可能としている」「これらの変化を適切に観察して記録できる能力が必要とされている」「管理栄養士が、実務で重視すべきはLIFEへのデータ収集や入力ではなく、アセスメントからの栄養ケア計画作成へのクリティカル・シンキングと多職種による検討である」「地域の病院や居宅の介護支援専門員との情報連携の一層の強化が必要である」「管理栄養士の採用に対応できる地域の人材確保体制が必要だ」。そして「新人教育が極めて重大な課題となってきた」等である。

　なお、詳細は学会HPに掲載。

（杉山記）

第4章

在宅高齢者・
障害福祉サービスへの実装

1. 居宅サービスにおける 栄養ケア・マネジメントの推進

　居宅サービスを利用している要介護高齢者（6,295名）の調査において、介護者が65歳以上の〈老老介護〉は59.7%、ともに75歳以上も33.1%を占めていた。要介護高齢者のうち認知症発症者数は、2025年には約470万人に達すると言われ、〈認認介護〉も大きな課題になっている（2019年国民生活基礎調査）。

　このような居宅サービス利用高齢者のうち、低栄養（BMI 20kg/m^2未満）の者は、約4割という報告が行われ（図4.1a）、また、当該在宅サービス利用高齢者では、低栄養（BMI 20kg/m^2未満）の者は、そうでない者と比べて、2年後の死亡リスクが2.21倍高いことが報告されている（図4.1b）。

　医師による居宅療養管理指導は、その9割が診療所によるものであるが、全国の一般診療所（10,471か所）の管理栄養士の常勤配置数は4,193名にすぎない。一方、病院（8,412か所）の常勤管理栄養士数は11,430名に及ぶ。さらに、介護保険施設の管理栄養士の配置数も強化された。

　今後は、一般病院、地域包括ケア病棟や回復期リハビリテーション病棟を有する病院及び介護保険施設等からの入院・入所—退院・退所時—退院・退所後の居宅を繋いでの管理栄養士の居宅訪問が取り組まれていくものと考えられる。さらに、各都道府県栄養士会の栄養ケア・ステーションに対して、退職後や育児期の管理栄養士の登録とリカレント教育とを一体化した一層の推進が求められる。

（古明地　夕佳）

第4章　在宅高齢者・障害福祉サービスへの実装

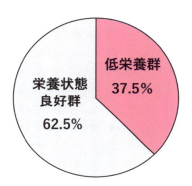

図4.1a　在宅サービス利用高齢者の栄養状態

対象者：神奈川県横須賀・三浦地域の在宅サービス※利用高齢者504名
※訪問診療、訪問看護、デイケア、デイサービス、ショートステイ、居宅療養管理指導、配食サービス
低栄養群：BMI20kg/m^2未満、栄養状態良好群：BMI20kg/m^2以上
出典：古明地ら．在宅サービス利用高齢者における低栄養状態の実態および要因分析．Nutrition Care and Management 16(2).20-27. 2016.

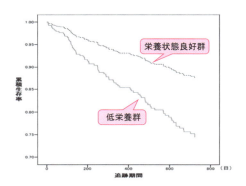

図4.1b　BMIによる低栄養の有無からみた累積生存率

p＝0.001　性、年齢、要介護度、併存疾患指数で調整
低栄養群：BMI120kg/m^2未満、栄養状態良好群：BMI20kg/m^2以上
出典：古明地他。在宅サービス利用高齢者における低栄養状態と2年間の予後．
　　　Nutrition Care and Management 16(2).28-35.2016.

2. 管理栄養士による居宅訪問

　管理栄養士の訪問による栄養食事指導は、平成6年10月の診療報酬改定において「在宅療養推進のための評価として「寝たきり老人訪問栄養食事指導料」（500点対象者、初回月2回まで、以降月1回）」として新設されたが、これは在宅医療を行っている通院困難な患者に対して管理栄養士が訪問して栄養食事指導として具体的な調理指導を示し行うことが算定要件であった。その後、平成12年の介護保険法創設時に、居宅療養管理指導に管理栄養士が行う場合が設定され、診療報酬と同様に調理指導を行うものであった。平成18年の介護報酬改定において、前年に新設された栄養マネジメント加算を受けて、在宅要介護高齢者の「低栄養」への多職種による栄養ケア・マネジメントが算定要件になった。

　しかし、管理栄養士による居宅療養管理指導の算定件数は、他の職種による居宅療養管理指導の全算定件数に対して極めて低い状況が継続している。

　そこで、居宅系サービスを有効活用して、今後も増え続ける在宅要介護高齢者の低栄養や摂食嚥下等のリスクに対応する必要がある。令和3年度介護報酬改定による、通所系の口腔・栄養スクリーニング加算、栄養アセスメント加算、訪問可能になった栄養改善加算及び認知症グループホームにおける口腔・栄養スクリーニング加算や栄養管理体制加算が新設されたことは極めて意義がある。さらに、近年、特定施設入居者生活介護等の居宅系サービスの利用者数が増大の一途を辿っており（図4.2）、ここにも、栄養ケア・マネジメントの実装が求められている。　　　　　　　　　　　　　　　　（杉山　みち子）

第4章 在宅高齢者・障害福祉サービスへの実装

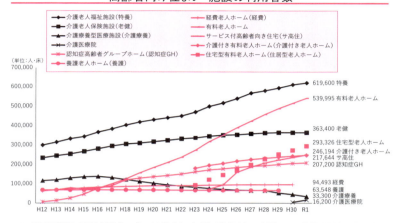

図 4.2　高齢者向け住まい・施設の現状

出典：特定施設入居者生活介護. 社会保障審議会 介護給付費分科会第179回(R2.7.8)（厚生労働省）（https://www.mhlw.go.jp/content/12300000/000648154.pdf）より

3. 居宅療養管理指導の事例 C

　本事例は、肺炎で入退院を繰り返し、体重減少、摂食・嚥下機能低下少が見られ、居宅療養管理指導が行われた。介護職と連携し適正な食事形態の調整、在宅訪問により本人・家族への食事支援を行い、食事摂取量の改善、体重増加を図ることができた。

（谷中　景子）

対象者：74 歳女性 / 要介護度 5/ 認知症高齢者（日常生活自立度Ⅲ）/
　　　　夫と同居 / 短期入所生活介護（月 2 回）/ 訪問診療（月 1 回）
　　　　/ 訪問介護（週 3 回）
スクリーング：6 か月間の体重減少 5.1kg（BMI14.3kg/m^2 摂食・嚥下リスク（＋））
アセスメント：短期入所生活介護の介護職からの聞き取り
　→嚥下調整食を全量摂取、ムセ（－）、適正で安全な食事形態がわからないとのこと
　管理栄養士がサービス担当者会議に参加し、家族からの食事に関する聞き取り
　→食べ物を喉に詰まらせないか心配、何をどれだけ食べたらよいかわからないとのこと
栄養診断：P（問題）：経口摂取量の不足
　　　　　E（原因）：適切な食物・栄養に関連した知識不足
　　　　　S（症状・兆候）：体重減少 BMI14.3kg/m^2 Alb3.3g/dl
　　　　　　　　　　　　　口腔内汚染
栄養ケア計画：目標 / エネルギー 1200kcal/ 日、たんぱく質 45g/ 日、
　　　　　　　水分 1200ml/ 日
・摂食・嚥下機能に合わせた嚥下調整食の調整、多職種・多施設の情報共有による食事形態統一化、口腔ケアを徹底し、口腔衛生による肺炎予防を図る
・管理栄養士が月 2 回、昼食の時間帯に在宅訪問を行い、食事中の様子を観察、食事内容の確認、家族の介護力に合わせた準備可能な食事のアドバイスを行う

第4章　在宅高齢者・障害福祉サービスへの実装

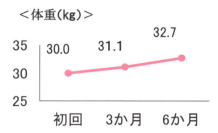

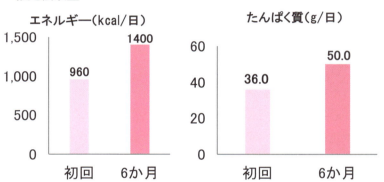

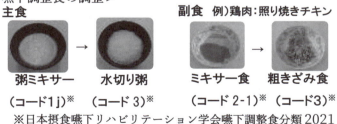

※日本摂食嚥下リハビリテーション学会嚥下調整食分類2021

4. 病院・施設・居宅サービス間の栄養情報連携

病院・施設・居宅サービスの栄養ケア・マネジメントを担当する管理栄養士間の栄養情報連携は重要である（図 4.4）。

令和元年度介護報酬改定で「再入所時栄養情報連携加算」が新設され、医療機関へ入院した介護保険施設入所者のうち、入院中に栄養補給法や食事形態の変化があった状態で施設へ再入所する者を対象に、施設側の管理栄養士が病院を訪問 (令和 3 年度介護報酬改定でテレビ電話装置等による連携も認められた) し、病院側の管理栄養士から栄養情報を得ることが算定要件となった。当該加算の新設によりこれからは「管管連携 (施設と病院の管理栄養士間連携) を推進しよう」と言われたものの、対象者が入院し、施設入所時とは大きく異なる栄養管理が必要になった場合と要件が限定されていた。そのため、令和 6 年度改定において、特別食等を提供する場合にも拡大した（第 6 章参照）。

一方、令和 2 年度の診療報酬改定においては、入院栄養食事指導料に追加される形で、退院後の栄養・食事管理について指導するとともに在宅担当医療機関、介護保険施設、障害者児の施設等の医師又は管理栄養士に対して、栄養管理に関する情報を文書により提供した場合の評価として「栄養情報提供加算」が新設された。

医療機関を退院して介護保険施設に入所する高齢者では低栄養、脱水及び褥瘡が持ち込まれているケースが多いと指摘されており、一方、居宅から入所する際の栄養情報の提供はほとんど行われていないことが報告されている。こうしたケースに対応するため、入院（所）・退院（所）時の「管管連携」には、地域において互いの顔の見える関係

第4章　在宅高齢者・障害福祉サービスへの実装

を築くとともに ICT も有効に活用していくことが求められる。

(髙田　健人)

今後の課題：病院・施設・在宅の栄養情報連携の強化

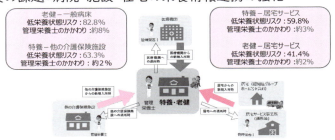

<u>特養・老健と居宅サービス間の栄養情報連携はほとんど行われていない</u>
⇒管理栄養士が居宅サービスにかかわる体制は未だ十分に整っていないため、特養・老健の管理栄養士が居宅のケアマネ等と連携し、通所や訪問においてNCMを実施できる体制の強化が求められる。

<u>特養・老健への他施設、病院からの入居者の低栄養状態リスクは著しく高い</u>
⇒管理栄養士による施設間情報連携体制を強化し、入所前から切れ目のないNCMを提供することによる最期まで口から食べることの支援と、看取りや在宅復帰の推進が求められる。

栄養ケア・マネジメント研究室卒業研究より（投稿予定）

図 4.4　病院・施設・居宅サービス間の栄養情報連携

出典：2018年度診療報酬改定・介護報酬改定(栄養関係)について　健康局健康課栄養指導室(厚生労働省)(https://www.mhlw.go.jp/content/10904750/000340975.pdf)

5. 介護予防における低栄養の対策

　介護予防は、フレイルサイクルの循環を早期に断ち切るためであり、当該サイクルは低栄養のサイクルでもあることは既に述べた。

　令和 2 年 4 月より市町村等が主体となって、75 歳以上の後期高齢者に対する「高齢者の保健事業と介護予防の一体的な実施」が「高齢者の特性を踏まえた保健事業ガイドライン第 2 版」によって開始された（図 4.5）。

　これによって、従来の介護保険の地域支援事業や国保の保健事業が一体となって、高齢者の医療・健診・介護情報を一元管理できる「国保データベース」（KDB）が整備された。このデータベースから地域の健康課題が把握され、同時に高齢者一人ひとりの低栄養や重度な慢性疾患、あるいは閉じこもり等の健康・栄養状態が特定され、必要に応じて訪問型のサービスから医療・介護サービスに繋げている。神奈川県大和市におけるモデル事業から、当該サービスが重症化予防及び経済的効果があることが報告された。

　従来の地域支援事業で用いられていた「基本チェックリスト」の栄養改善の 2 項目「BMI〈18.5kg/m^2」（健診項目）「6 か月間に 2~3Kg 以上の体重減少」に「1 日 3 食きちんと食べていますか」を加えてフレイル健診のための 15 問の質問票が活用されている。住民主体の介護予防自主グループなどによる「通いの場」に管理栄養士等、医療専門職が関与したフレイル対策によって高齢者医療費が減少することが期待されている。

（田中　和美）

第4章 在宅高齢者・障害福祉サービスへの実装

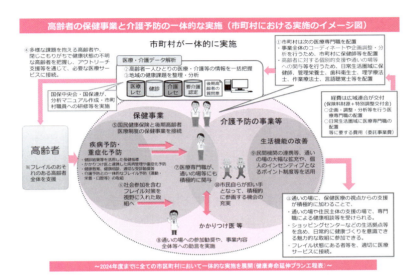

図 4.5 高齢者の保健事業と介護予防の一体的な実施について

高齢者の保健事業と介護予防の一体的な実施について
厚生労働省保険局高齢者医療課
https://www.mhlw.go.jp/content/10800000/000765914.pdf

6. 栄養ケア・マネジメントへの ICT の活用

　栄養ケア・マネジメントにおける ICT（情報通信技術）の活用は、栄養ケア・マネジメントの効率化にとって必須である。従来は、ICT の活用は給食管理に関する栄養部門内のシステムに限られていたが、電子カルテによる栄養ケア・マネジメントでは、部門を越えた情報共有がなされ、さらに、介護保険サービスにおける LIFE への情報提供は、栄養関連情報の提供・共有と活用を進めている（図 4.6）。

　令和 2 年度の診療報酬改定においては、患者の離脱を防ぐことを目的に、ICT を活用した「外来栄養食事指導」が評価された。具体的には、「外来栄養食事指導料」における、2 回目以降の栄養食事指導について、情報通信機器を用いて行う指導（180 点）が評価され、「医師の指示に基づき当該保険医療機関の管理栄養士が電話又は情報通信機器等によって必要な指導を行った場合に、月 1 回に限り算定できる」とされた。

　令和 3 年度の介護報酬改定では、介護サービスの実施記録や利用者情報記録が ICT 化され、本人・家族の承諾のもと署名捺印が削除され、タブレットやスマートフォンなど電子機器を活用し説明することが可能となった。これによって会議、多職種連携及び病院―施設―居宅の管理栄養士間の「管管連携」による栄養情報連携は効率化される。今後は、アセスメント・モニタリング、食事時の観察や食事摂取量の把握、遠隔にいる本人・家族への栄養相談や関連職種へのコンサルテーション等に ICT の活用が期待される。

　食生活と健康の係わりが益々重要視されている現在、管理栄養士・栄養士への社会的期待は大変高い。この期待に応えるためには、専門

職としての管理栄養士・栄養士の実践の質の向上が不可欠である。質の向上をもたらす一つの媒体として期待できるのが、ICT である。多様化するライフスタイル、地域差の拡大、多元価値化する社会において、一人ひとりの人間性を尊重した栄養の管理は、十分な情報収集、他職専門家との情報共有のもと、科学的根拠に基づいた判断によって実現されうる。より人間性溢れまた実際に効果のある質の高い実践を可能とするための道具として ICT を捉え、積極的に活用されることを推奨したい。

（宇田　淳）

栄養バランスを管理し、健康づくりをサポート

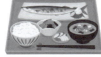

カメラで撮影

食事画像解析

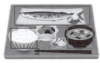

食事領域判定機能で食事写真から料理を検出

料理のメニューから各種栄養素を算出

対象	メニュー	エネルギー	たん白
	焼き秋刀魚		
	カボチャの煮物		
…	…		

食事画像を人工知能(AI)の判定機能で料理名を判定

栄養素の算出結果から不足している栄養素をアドバイス

患者の摂取栄養判定

患者の食べ残しを撮影

足りない栄養を見て献立改善

食べ残しを人工知能(AI)が分析

事前に準備したＤＢからメニューを抽出し、その食事全体の食品全栄養素を算出ＤＢ

食事前後にスマートフォンなどで食事を撮影し、画像解析することで患者が摂取したエネルギーや、たんぱく質、脂質、炭水化物、食塩の量を自動的に記録することで、患者の摂取栄養を把握して、治療方針などに役立てる。

図 4.6　栄養ケア・マネジメントへの ICT の活用

7. 地域住民による「食べること」の支援体制

　地域包括ケアシステムは、市町村により、地域の自主性や主体性に基づき、地域の特性に応じて推進されている。その基盤となるのが、住民によるボランティア、NPO、民間企業、社会福祉法人、協同組合等の多様な事業主体による重層的な住民による支えあい体制：介護予防・日常生活支援事業である。

　介護予防・日常生活支援事業は、全ての地域住民を対象とし、「食べること」を支える食事サロン、配食による見守りや買い物支援などの様々なボランティア活動も含まれる。高齢者の食事の場と障害児者や子どもの食堂などとが一体化した〈共生〉を目指した取り組みも始まっている。管理栄養士は、各自の身近な地域の「食べること」を支える住民活動に参画・支援し（生活支援コーディネーターとなる者もある）、低栄養等の予防・改善の啓発活動を通じて住民のヘルスリテラシーを高めることによって、地域の栄養ケア・マネジメントに一層効果的なものとすることができる。

　一方、配食サービス事業所を対象とした髙田[1]らの調査研究（編者協力）をもとに、「地域高齢者等の健康支援を推進する配食事業の栄養管理に関するガイドライン」（厚生労働省　平成 29 年）が作成された。これは、配食サービス事業所に、注文時の利用者アセスメントによる利用者の身体状況、栄養状態を踏まえた食種の対応、低栄養に対しては管理栄養士及び必要に応じて利用者の了解を得て、かかりつけ医（歯科は歯科医師）との連携等を任意に求めているものである（表 4.7）。

（杉山　みち子）

第4章　在宅高齢者・障害福祉サービスへの実装

表 4.7　配食注文時のアセスメント及びフォローアップにおける確認項目例

【必須項目】

確認事項		注文時	継続時 初回（注文後 数週間以内）	継続時 年に 1 ～ 2 回程度[注1]
基本情報	居住形態	○		△
	要介護（要支援）認定	○		○
	日常生活動作（ADL）、手段的日常生活動作（IADL）	○		△
身体状況・健康状態	身長、体重（過去 6 か月の体重変家を含む）、BMI[注2]	○		○ 過去 6 か月の体重 変化のみでも可
	主な既往疾患、現疾患、食事療法の要否・内容・程度[注3]、服薬状況	○		○
	摂食嚥下機能（咀嚼、歯、義歯等の状態を含む。）	○	○ 食形態の 適合性のみ	○
食に関する状況	食欲の程度、食事回数、量（継続時は配食の摂取量も確認）	○	○	○
	食品摂取の多様性	○		○
	食物アレルギー[注4]	○		△
	買い物・調理の状況	○		△

※　自事業者の配食をおおむね週当たり 2 食以上かつ 6 か月以上継続して利用している者について実施
○：全ての利用者について実施、△：利用者によっては 2 回に 1 回程度でも可
注 1：利用者の新たな状況等に応じて設定する
注 2：身長及び g 体重をもとに事業者でも算出できるようにしておく
注 3：行事食等を提供する場合の栄養価の管理に係る留意点を含む
注 4：主食・主菜・副菜を組み合わせた食事を 1 日何回しているか等

【推奨項目】

確認事項	注文時	継続時 初回（注文後 数週間以内）	継続時 年に 1～2 回 程度[注]
社会参加の状況（外出頻度、閉じこもり傾向等）	○		△
孤食・共食・ソーシャルサポートの状況	○		○
主観的な健康感	○		○

※　自事業者の配食をおおむね週当たり 2 食以上かつ 6 か月以上継続して利用している者について実施
○：全ての利用者について実施、△：利用者によっては 2 回に 1 回程度でも可
注：利用者の身体状況等に応じて設定する
出典：域高齢者等の健康支援を推進する配食事業の栄養管理に関するガイドライン　厚生労働省健康局
（https://www.mhlw.go.jp/file/06-Seisakujouhou-10900000Kenkoukyoku/guideline_3.pdf）

1) 平成 24 年度老人保健事業等補助金（老人保健健康増進等事業）「地域高齢者の食生活支援の質及び体制に関する調査研究事業」（研究代表者　髙田和子）報告書.

111

8. 障害福祉サービスにおける 栄養ケア・マネジメント

　障害児者が自立して日常生活を営み、尊厳ある自己実現をめざすために、良好な健康・栄養状態を維持し、「食べる楽しみ」を支援していくことは重要である。

　障害児者においては、低栄養と過栄養の二重負荷が存在するとともに、食事時の特徴・症状として、摂食嚥下機能障害や偏食、感覚過敏の特性が観察されることから、個別の栄養ケアが必須である（図4.8ab）。

　平成21年4月から、障害福祉サービス費等の報酬改定により、管理栄養士が多職種協働で実施する栄養ケア・マネジメントの取り組みが栄養マネジメント加算として評価されてきた。この場合の栄養スクリーニングは、低栄養と過剰栄養の両方のリスクが判定された。また、経口移行加算や経口維持加算も従来の摂食嚥下機能のレントゲン造影や内視鏡による検査を重視して算定されていた。

　令和3年4月からは、平成27年度の介護報酬改定にならって、経口維持加算の要件であった医療的な摂食嚥下機能の検査が必須でなくなり、代わりに水飲み試験や簡便なアセスメントによる検査後に、2職種以上の多職種によるミールラウンドやカンファレンスによる取り組みを行うことが要件とされた。ミールラウンドによる観察項目は、食事の環境（机や椅子の高さ等）、食べる姿勢、ペース、一口量食物の認知機能・食具の種類・使い方、介助法、食事摂取状況、嗜好等である。

（大和田　浩子）

第4章　在宅高齢者・障害福祉サービスへの実装

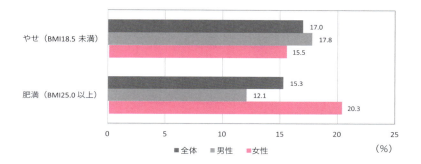

図 4.8a　障害者支援施設の入所者におけるやせ及び肥満の状況

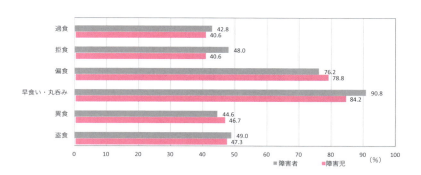

図 4.8b　障害児者支援施設の入所者における食行動の状況（複数回答）

平成 30（2018）年度日本栄養士会福祉事業部政策事業「障害者支援施設及び福祉型障害児入所施設における栄養ケア・マネジメントのあり方に関する検討」報告書（委員長　大和田浩子）

9. 障害福祉サービスにおいて進まない 栄養ケア・マネジメント

　障害福祉サービスにおける栄養ケア・マネジメントは進んでいない。施設入所者に対する栄養マネジメント加算の要件となる常勤管理栄養士の配置は福祉型障害児入所施設の46％、障害者支援施設の37％が未配置となっている。また、栄養マネジメント加算を算定している施設は全体で44.6％であり、障害者については47.0％、障害児については21.8％との報告がある（図4.9a）。

　平成30年度日本栄養士会福祉事業部政策事業（委員長　大和田）では、栄養ケア・マネジメントを実施している施設では、実施していない施設よりも入所者に対するきめ細やかな栄養ケアが実施されていることも明らかになっている（図4.9b）。

　障害児者の栄養ケア・マネジメントが進まない理由には、障害児者の個別の特性等を踏まえた栄養ケア・マネジメントの実務に対して、施設の管理栄養士が個別に手探りで対応していることに起因していると考えられる。

　そこで、日本健康・栄養システム学会は、厚生労働省令和3年度障害者総合福祉推進事業の交付を得て、「障害福祉サービスにおける栄養ケア・マネジメントの実務の手引き(初版)」を藤谷朝実他が中心となって作成している。（日本健康・栄養システム学会、令和4年3月。https://www.j-ncm.com/wp-content/uploads/2022/04/r3-syougai-tebikisho.pdf）

（大和田　浩子）

		H24.12	H27.12	R1.12
(事業所数)		2,630	2,617	2,587
栄養マネジメント加算		35.5%	33.5%	40.7%
経口移行加算		0.6%	0.5%	0.4%
経口維持加算	イ　経口維持加算（Ⅰ）	0.8%	0.7%	0.9%
	ロ　経口維持加算（Ⅱ）	1.9%	2.0%	2.4%
療養食加算		22.9%	26.2%	27.4%

出典：国保連データ

図 4.9a　栄養ケア・マネジメントの実施項目（加算有無別の比較）（複数回答）

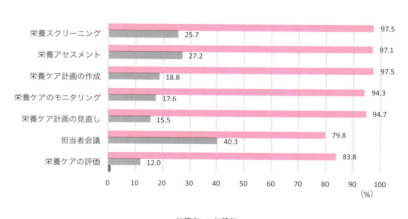

図 4.9b　加算有無別の栄養ケア・マネジメントの実施状況（複数回答）

平成 30（2018）年度日本栄養士会福祉事業部政策事業「障害者支援施設及び福祉型障害児入所施設における栄養ケア・マネジメントのあり方に関する検討」報告書（委員長　大和田浩子）

10. 指定障害者入所支援施設における
食事形態の支援

　令和 3 年 4 月から、障害福祉サービスを利用する入所者に対する経口維持加算が見直され、多職種によるミールラウンドとカンファレンスが導入されるようになる発端となった調査結果がある。

　それは、神奈川県内 6 か所の指定障害者入所支援施設の施設入所者 359 名を対象とした追跡調査であった。平成 28 年 9 月 30 日（基準日）時点の入所者の Body Mass Index（BMI）や食事形態とその後 1 年間の入院の発生日を追跡したものであった。

　基準日時点の BMI18.5kg/m^2 未満の低栄養の者は、58 名（17.1％）に認められたが、これらの者の栄養マネジメント加算の算定率は 91.4％であった。一方、経口維持加算Ⅰの算定率は全体の 0.6％とほとんど対応されていなかった。しかし、嚥下調整食者の常食者に対する低栄養のオッズ比は 2.93（95％CI：1.22-7.00）であり、低栄養と食事形態は関連していた。さらに、キザミ食提供者の常食提供者に対する 1 年間の入院発生に対してのハザード比は 2.29（95％CI：1.02-5.15）であり、食事形態は、1 年間の入院発生と関連していることが明らかになった（図 4.10）。

　この研究結果から、障害福祉サービスにおいても、介護保険サービスと同様に、医療的な摂食嚥下機能に関する検査の実施が困難である現状を踏まえて、ミールラウンドやカンファレンスを導入して、適切な食事形態の対応ができる体制が必要であることが提言された。さらに、全国規模の指定障害者入所支援施設及び福祉型障害児入所施設における栄養管理にする調査事業が取り組まれる発端となった。

（川畑　明日香）

第4章　在宅高齢者・障害福祉サービスへの実装

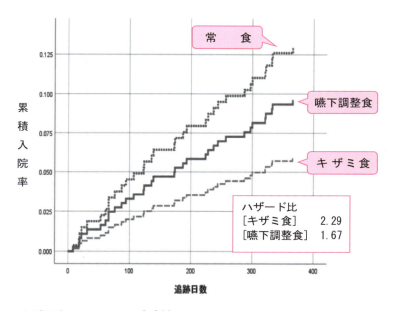

キザミ食　　　　　　p=0.044
嚥下調整食　　　　　p=0.341

Cox比例ハザード分析
（調整変数：性、年齢（連続量）、障害の種類、障害支援区分）

図 4.10　食事形態からみた累積入院率

川畑明日香、髙田健人他、Nutrition Care and Management 19(2)：1-11, 2020.

11. 障害者特性を考えた栄養ケア・マネジメント

　障害福祉サービスにおける栄養ケア・マネジメントの推進が遅れている理由の一つとして、障害児者の栄養障害の2極化がある。身体的障害は知的障害に比べてより低体重などの問題を生じやすく、知的障害は偏食等を要因とする過体重の栄養障害を生じやすい傾向がある。しかし、これらの障害においても、過体重、低体重の栄養障害も存在することから、栄養ケア・マネジメントの取り組みが一様ではない要因の一つとなっている。

　障害児者の個別特性は栄養障害の要因として重要であるが、栄養障害そのものは低体重や過体重、成長障害及びその徴候（Sign/Symptom）は障害がない児者と同様である。障害者の栄養ケアに関わる特性は、栄養障害の要因（Etiology）の違いによるものであり、頻発する痙攣や消化器の機能障害や嚥下摂食障害等や活動量等の要因、筋肉量など障害に起因する要因、すなわち、慢性的な影響因子に加えて、併存する発熱などの炎症などに急性的影響因子を考慮し対応することである。

　また、障害は小児期に発現していることも多く、小児期の栄養ケア・マネジメントは「成長」を考慮することが必要となるためにさらに複雑化する。幼児期に獲得すべき食習慣が適切でないと、それらの食習慣が生涯継続することも少なくなく、成長障害の要因や低栄養、生活習慣病の要因ともなる。これら特性を考えた栄養ケアのアルゴリズムを提案したい（図4.11ab）。

（藤谷　朝実）

第4章 在宅高齢者・障害福祉サービスへの実装

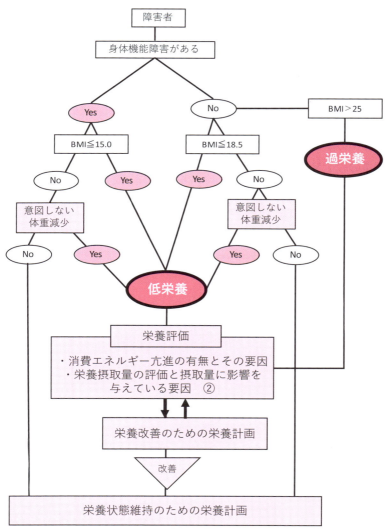

図 4.11a　障害者の栄養ケアのアルゴリズム

12. 障害児・者の栄養障害の要因と栄養ケア

〈障害者〉

　栄養障害の要因として、基礎代謝に影響する臓器の機能や筋肉量等が大きい。脳、筋肉はそれぞれ基礎代謝の約 20％に影響があり、基礎代謝の増減につながる。痙攣や拘縮、活動量の差異から、消費エネルギーの低下と増加が同時に併存する場合には、エネルギーの摂取必要量の設定を難しくする。

　そこで、摂取栄養量の把握が非常に重要であり、少なくとも 1 週間できれば 2-3 週間の摂取栄養量の把握が欠かせない。特に偏食や食形態調整食を長期間摂取している場合は、微量栄養素の過不足のリスクが高くなるので、摂取量に不足がある場合にはサプリメント等を用いることが必要である。

〈障害児〉

　栄養障害の要因としては、摂食機能の獲得障害と偏食が多い。障害児の摂食機能の獲得には、多職種協働により早期から取り組むことによって、その獲得領域が広がる可能性が高い。また、偏食についても、食品に影響されている偏食であるのか、障害に起因する偏食であるのかは見極めをすることは難しく、まずは偏食の改善に向けて多職種協働により栄養ケア・マネジメントを開始するとともに、栄養素の過不足への対応が求められる。小児期の食行動に対する栄養ケア・マネジメントが生涯の栄養状態維持・改善に果たす役割は非常に大きいと言える。

（藤谷　朝実）

第4章　在宅高齢者・障害福祉サービスへの実装

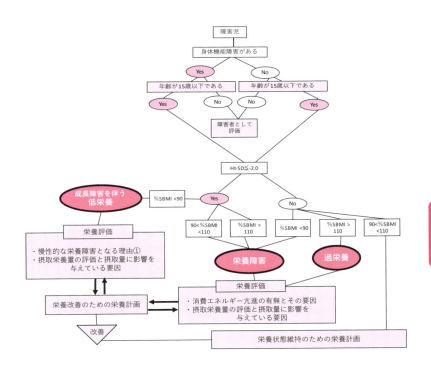

図 4.11b　障害児の栄養ケアのアルゴリズム

栄養ケア・マネジメントの実装は続く

　栄養ケア・マネジメントの研究が始まり四半世紀がすぎたが、他の領域に比べると居宅や障害福祉サービスへの実装は進んでいない。

　居宅訪問は佐藤悦子氏、江頭文江氏、古賀奈保子氏他が困難を乗り越えて、地域で推進する雄姿をみてきた。近年、地域の病院が入院から居宅療養管理指導にまで栄養管理が繋がる仕組みにしたと聴くことが多く、期待が膨らむ。一方、令和3年度介護報酬改定により介護保険施設に複数となった管理栄養士が、併設の通所サービス等での栄養改善加算（居宅訪問も含めて）等の算定に取組むかが鍵となる。特定施設入居者生活介護等に、要介護度の重度な高齢者が多数入居している。これらのホーム入居者に食事の提供はされているが、管理栄養士がいるのは一部とされ、栄養ケア・マネジメントの報酬制度やガイドライン等の整備が十分ではない。

　さらに、障害児・者の施設における栄養マネジメント加算の算定は半数ほどで、摂食嚥下障害に対する経口維持加算の算定はほとんどなされていない。通所や居宅訪問による障害児・者への栄養ケア・マネジメントはこれからの課題だ。日本健康・栄養システム学会では、令和3年度障害者総合福祉推進事業によって大和田浩子氏、藤谷朝実氏、多田由紀氏他が実態研究、文献研究及び手引書の作成等を行っている。学会HPに報告書や手引き、研修情報を掲載。　　　　　　　　　　　　　　　（杉山記）

第5章

医療サービスへの実装

1. 診療報酬における栄養ケア・マネジメント

　病院における栄養ケア・マネジメントは、介護報酬に栄養マネジメント加算が導入された半年後の平成 18 年 4 月の診療報酬改定によって栄養管理実施加算として新設された。これは、常勤の管理栄養士の配置を要件として多職種共同で栄養管理計画書を作成し定期的な再評価をする等の栄養管理を行うことで、患者 1 名に対して 12 点 / 日の報酬であった（表 5.1）。

　しかし、その後全国的に算定率が高かったことから、平成 24 年 4 月の診療報酬課程では栄養管理体制の確保を入院基本料及び特定入院料の要件となり、この体制ができていなければ減算になった。

　その要件は、①栄養管理を担当する常勤の管理栄養士が 1 名以上配置されていること。②管理栄養士、医師、看護師、その他の医療従事者が共同して栄養管理を行う体制を整備し、あらかじめ栄養管理手順を作成すること。③入院時に患者の栄養状態を医師、看護師、管理栄養士が共同して確認し、特別な栄養管理の必要性の有無について入院診療計画書に記載していること。④③において、特別な栄養管理が必要とされた患者について、栄養管理計画を作成していること。⑤栄養管理計画には、栄養補給に関する事項、その他栄養管理上の課題に関する事項、栄養状態の評価間隔等を記載すること。⑥当該患者について、栄養管理計画に基づいた栄養管理を行うとともに、栄養状態を定期的に記録していること等とされた。

　令和 4 年度診療報酬改定では、特定機能病院の病棟に専従の管理栄養士を配置した入院栄養管理体制加算が新設された（令和 6 年度診療報酬改定の内容については、本書 P16-17、第 6 章参照）。　（杉山　みち子）

第5章　医療サービスへの実装

表 5.1　診療報酬における病院給食から栄養管理への変遷

1947（昭和 22 年）栄養士法制定

1948（昭和 23 年）医療法に病院給食制度

1950（昭和 25 年）完全給食制度

1958（昭和 33 年）基準給食制度が入院基本診療科の一部として評価（給食加算 30 点）

1962（昭和 37 年）管理栄養士制度創設

1977（昭和 52 年）給食加算が廃止され、給食料（40 点）、基準給食加算（15 点）新設

1978（昭和 53 年）医療食加算（10 点）新設。（給食料（100 点）、基準給食加算（31 点）
医療食加算（10 点））、給食の外部委託は原則禁止（解禁 1987 年）

1985（昭和 60 年）管理栄養士国家試験制度の創設

1987（昭和 62 年）病院給食業務の外部委託（解禁）
厚生省国民医療総合対策本部　中間報告病院給食の改善（S62 年 6
月：病院給食は「夕食時間が早い，おいしくない，冷たい」、患者の
ニーズに十分に対応したものではないとされ、具体的な方策の検討
が始まる。

1992（平成 4 年）特別管理給食加算（10 点）新設（給食料（143 点）、基準給食加算
（47 点））

1994（平成 6 年）入院時食事療養費制度（Ⅰ・Ⅱ）、食堂加算（50 点）、選択メニュー
加算（17 点）新設

1996（平成 8 年）医療法施行規則改正によって院外調理解禁

2000（平成 12 年）介護保険法施行

2005（平成 17 年）介護報酬における食費・居住費（光熱水費相当）の見直し
栄養マネジメント加算新設（12 単位／日）

2006（平成 18 年）入院時食事療養の大幅な改定
療養病床に入院時生活療養費制度の導入、食費・居住費（光熱水費
相当）の自己負担化、入院時食事療養費改定により食事療養費が 1
日単位から 1 食単位へ改定、特別管理加算の廃止、特別食加算減額、
栄養管理実施加算新設（2012 廃止され入院基本料に包括化）

2010（平成 22 年）栄養サポートチーム加算新設（一般病床（療養病床（2012 年）、
精神科病棟（2021 年）に拡大）

2020（令和 2 年）回復期リハビリテーション病棟入院料 1 への栄養管理導入
ICU への早期栄養介入管理加算（400 点／日）、栄養情報提供加算（50 点）
2022（令和 4 年）

2022（令和 4 年）【診療】早期栄養介入管理加算（見直し拡充）、周術期の栄養管理の
推進（新設）、栄養サポートチーム加算（見直し拡大）、特定機能病院に
おける栄養管理体制に対する評価（新設）等（令和 4 年 1 月 26 日時）
（小山秀夫先生による表より改変）

125

2. 栄養サポートチームと栄養管理

栄養サポートチーム（NST：Nutrition Support Team）とは、栄養管理）を実施する多職種のチームである。NST は 1960 年代の中心静脈栄養の開発普及とともに誕生し、1990 年代には、医療費削減の経済的効果があるとされて欧米を中心に推進された。

わが国では、平成 22 年 4 月の診療報酬改定により、一般病棟、特定機能病院（一般病棟）、及び専門病院の入院基本料に栄養サポートチーム加算が新設され、既に 1,500 以上の施設に NST が設立された。（表 5.2）。

その範囲は、平成 24 年度の診療報酬改定で療養病棟及び特定一般病棟に令和 2 年度には精神病棟及び結核病棟、令和 4 年度診療報酬改定では障害者施設等入院基本料の病棟まで広がってきた。

対象患者は、栄養スクリーニングにおいて血中アルブミン値が 3.0 g／dl 以下から、令和 6 年度診療報酬改定により、GLIM 基準により低栄養と判定された者となった。

介護保険施設から再入院する低栄養の中リスクや経口維持加算の利用者等は、栄養サポートチーム加算の要件に該当しない場合がある。そこで、各病棟において、管理栄養士が医師・看護師等と連携して個別の患者に対して入院中及び退院時情報連携までの栄養管理の基盤を充実させることが必要である。

NST を担当する医師、看護師、薬剤師、管理栄養士等には、加算算定の要件として特定の研修を修了していること（医師：10 時間の講座、医師以外：30 時間の講座、10 時間の実務研修）が必須であり、日本健康・栄養システム学会においても当該研修を実施している。

（加藤　昌彦）

第5章　医療サービスへの実装

表5.2　栄養サポートチーム加算の概要（200点、週1回）

　栄養管理を要する患者に対して、医師、看護師、薬剤師、管理栄養士等が共同して必要な診療を行うもの。

【対象患者】
栄養管理計画の策定患者のうち、次のいずれかに該当する者
ア．栄養管理の策定に関わる栄養スクリーニングの結果を踏まえ。GLIM基準による栄養評価を行い、低栄養と判定された患者（令和6年度診療報酬改定より）
イ．経口摂取又は経腸栄養への移行を目的として、現に静脈栄養法を実施している患者
ウ．経口摂取への移行を目的として、現に経腸栄養法を実施している患者
エ．栄養サポートチームが、栄養治療により改善が見込めると判断した患者
　1日当たりの算定患者数は、1チームにつき概ね30人以内とし、療養病棟及び結核病棟及び精神病棟において、当該加算は、入院日から起算して180日以内に限り算定可とするが、180日を超えて定期的に栄養ポートチームによる栄養管理を行うことが望ましい。

【算定要件】
ア．栄養状態の改善に係るカンファレンス及び回診が週1回程度開催され、栄養サポートチームの構成員及び必要に応じて当該患者の診療を担当する保険医、看護師等が参加している。
イ．カンファレンス及び回診の結果を踏まえ、当該患者の診療を担当する保険医、看護師等と栄養治療実施計画を作成し、その内容を患者等に説明交付し、写しを診療録等に添付する。
ウ．栄養治療実施計画に基づいて適切な治療を実施し、適宜フォローアップを行う。
エ．治療終了時又は退院・転院時に、治療結果の評価を行い、それを踏まえてチームで終了時指導又は退院時等指導を行い、その内容を別紙様式5又はこれに準じた栄養治療実施報告書として記録し、その写しを患者等に交付するとともに診療録等に添付する。
オ．当該患者の退院・転院時に、紹介先保険医療機関等に対して診療情報提供書を作成した場合は、当該報告書を添付する。

3. 栄養サポートチームの事例

　本事例は、右中大脳動脈領域梗塞（発症時間不明）により入院した81歳男性。保存的加療が開始。入院48時間以内に経腸栄養投与がされ、その直後より水様便（ブリストルスケール7）持続、血清アルブミン2.6g/dLであり、病棟での栄養管理から栄養サポートチーム（以下　NST）による組織横断的介入を開始した。本病院のNSTは、医師、看護師、薬剤師、管理栄養士、言語聴覚士、臨床検査技師、歯科衛生士によって構成されている。

　NSTによるアセスメント、カンファレンスの経過：看護師により栄養剤流量調整するも便性状改善せず。半消化態栄養剤にて投与していたが、腸管からの吸収を期待し消化態栄養剤へ変更（表5.3）。RTP（rapid turnover protein）をモニタリングするが改善せず。抗菌薬投与中であったこと、ならびに便性状や嘔気等の症状から偽膜性腸炎が疑われた。薬剤師・看護師から医師へ検査を依頼。clostridium difficile陽性となりバンコマイシン内服治療開始。NSTの消化器内科医師より半固形栄養剤が提案され、経鼻胃管が変更された（表5.3）。当栄養剤には水溶性食物繊維（ペクチン）が含まれておりプレバイオティクスが期待された。

管理栄養士による栄養診断と栄養ケア計画：

栄養診断：P（問題）：NC-1.4 消化機能異常

　　　　　　E（原因）：偽膜性腸炎　S（症状・徴候）：下痢

目標エネルギー22kcal/現体重kg　たんぱく質：1.1g/現体重kg

結果：便性状に改善はみられなかったがRTP改善傾向。その後栄養剤投与量漸増し転院となり、後方病院へ栄養管理情報を提供した（図5.3）。

（矢野目　英樹）

第5章 医療サービスへの実装

表5.3 下痢改善に有効の可能性がある栄養剤

商品名	発売元	濃度 (kcal/mL)	たんぱく質 (g/100kcal)	脂質 (g/100kcal)	炭水化物 (g/100kcal)	特徴
ペプタメンAF	ネスレ日本	1.5	6.3 (NPC/N75)	4.4	8.8	消化態栄養剤
ペプタメンインデンス	ネスレ日本	1.0	9.2 (NPC/N75)	3.7	7.5	消化態栄養剤乳糖フリー
アイソカルサポート1.0Bag	ネスレ日本	1.0	4.5 (NPC/N114)	2.8	15.0	乳糖フリー
ハイネルイーグル	大塚製薬	0.8	4.0 (NCP/N131)	2.3	16.8	PHの低下（胃酸）にて半固形剤に変化。：粘度１０ｍＰａｓ (25mPa (25°C))
マーメッドワン	テルモ	1.0	4.0 (NCP/N131)	3.8	13.8	PHの低下（胃酸）にて半固形剤に変化。：粘度１０ｍＰａｓ (25mPa (25°C))

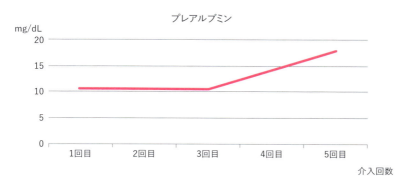

図5.3 NST介入後のRTP (Rapid turnover protein) 推移

4. 回復期リハビリテーション病棟における栄養管理

　平成 15 年 4 月より、回復期リハビリテーション病棟に常勤管理栄養士を初めて配置し、リハビリテーション医療のチームの一員を管理栄養士が担い栄養ケア・マネジメントを推進したのは、医療法人社団輝生会の創設者である故 石川 誠 会長であった。

　これは、回復期リハビリテーション病棟の目的である「ADL 改善」「自宅復帰」のアウトカムに栄養が大きく寄与するからである。その後 15 年間で、一般社団法人　回復期リハビリテーション病棟協会の理事らの旗振りによって、管理栄養士の病棟配置は進んだ。これらの管理栄養士の中から、日本健康・栄養システム学会の臨床栄養師が多く出現し、現在は、入院から退院時指導、さらに居宅療養管理指導へと連続した栄養ケア・マネジメントを展開し、後進の育成を担ってもいる。

　令和 2 年度診療報酬改定において、ついに回復期リハビリテーション病棟入院料 1 の施設基準として、当該病棟に専任の常勤の管理栄養士が 1 名以上配置され、リハビリテーション計画作成に管理栄養士も関わることが位置付けられたことから、全国的に回復期リハビリテーション病棟における常勤管理栄養士の配置が推進され、リハビリテーション計画に栄養ケア計画が一体化されるようになった。当回復期リハビリテーション病棟の栄養管理フローを示す（図 5.4）。

（田中　裕美子）

第5章 医療サービスへの実装

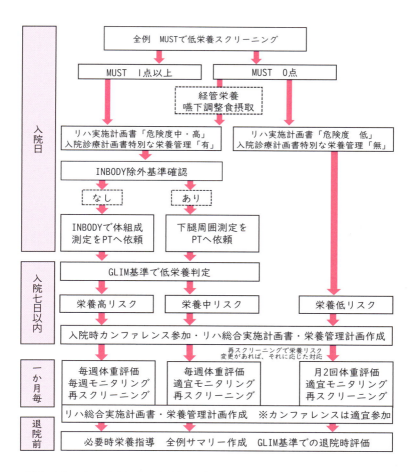

（注）令和3年度診療報酬改定時作成（令和6年度診療報酬改定により退院時にGLIM基準(第6章)による低栄養の評価を行っている）

図5.4 回復期リハビリテーション病棟における栄養管理のフローチャート

5. 回復期リハビリテーション病棟の栄養管理の事例

　本症例は、有料老人ホームで右橋脳梗塞を発症しA病院へ搬送、施設への退院を目的に回復期リハビリテーション病棟に入院した90代女性である。A病院でL1（第1腰椎）の骨折も見つかり、誤嚥性肺炎も発症した。当院入院当初、痛みで食事が進まなかったが、2か月でADL改善し、軟菜食を自力摂取でき、希望通り入院前の施設に戻ることができた。

（田中　裕美子）

患者：90代　女性

疾患：脳梗塞後、L1（第1腰椎）骨折、誤嚥性肺炎後、うつ病

本人・家族の希望：歩行器歩行ができ、元の施設に戻る

入院時アセスメント：（詳細なアセスメント内容は省略）からの課題：

○体重48.9kg、BMI19.6kg/m^2

○3か月で2.8kg体重減少（体重減少率5%）・体脂肪率40.5%

○骨格筋指数（SMI）4.5kg/m^{2}と低値

○握力が低値（右/左：6.9/5.0kg）

○機会誤嚥があり、食形態に配慮が必要

○食事摂取量が少ない　特に主食を残す

栄養診断：・NI-2.1 経口摂取量不足、・NC-1.1 嚥下障害

○NB-2.1 身体活動不足

初回カンファレンスでの管理栄養士からの発表概要：

○低BMIで、筋力、筋量が減少、体脂肪40.5%でサルコペニア肥満。
　歩行獲得の目標から、体重増加で筋量増、体脂肪減少を目指す。

第5章　医療サービスへの実装

○主食を残すので主食量を減らし、ゼリーを付加し全量摂取を目指す。

○摂取不良の主たる理由は、疼痛か？→内服調整

○積極的なリハビリが、疼痛により困難であれば、現在の提供量だと、体脂肪増となる可能性もあるので注意してみていく。

○有料老人ホームに戻る際、食形態の調整が必要な場合、家族指導。

栄養ケア計画：

短期目標（1ヶ月）		モニタリング
（リハ目標） 【心身機能】誤嚥性肺炎がない、不安感情・胸痛の緩和 【活動】3食ソフト食摂取が可能 【参加】病棟ラジオ体操に参加できる、食堂で他患者とコミュニケーション・レク活動ができる	（栄養） 体重 50kg 台 SMI4.6kg/㎡以上 体脂肪率 38%未満 必要栄養量充足	摂取量 （毎日〜週 1） 体重（週 1） 体組成： SMI・体脂肪 （月 1） 採血（月 1） 下腿浮腫 （週 1） 病棟での活動状況（適宜） リハの進捗 （適宜）
長期目標（2ヶ月）		
（リハ目標） 【健康状態・心身機能】 胸部不快感の訴えが少なくなる 【活動】3食軟菜、米飯の摂取が行える （とろみは検討） 　屋内外：車椅子介助 　日常生活動作：軽介助 【参加】施設で食事や友人との時間を楽しめる	（栄養） 体重 52kg 台 SMI4.8kg/㎡以上 体脂肪率 35%未満 軟菜、米飯が食べられる	

栄養ケア内容：

○目標 1：「体重 52kg 台」「SMI4.8kg/㎡以上」→ 1500kcal（HB 式 現体重　AF1.3　SF1.0　蓄積量 +350kcal）　たんぱく質 65g（1.3g ×現体重）、塩分 7.5g 食形態は学会分類 2-2 〜 3・全粥を提供。主食を減らし、甘いゼリーを付加。摂取状況と活動量を見ながら食事量、内容を調整。体重週 1 モニタリング。

○目標2:「体脂肪率35%未満」→上記食事の摂取と9単位のリハビリ
○目標3:「軟菜、米飯を食べられる」→毎日3単位のST訓練と、Nsによる摂食機能療法。30分以内全量摂取日が続いたら軟菜食へアップ。

モニタリングと栄養ケア計画の修正:

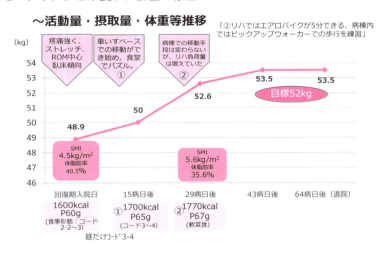

退院時のまとめ:
○精神面の影響もあり、リハビリテーションの進行は目標通りにはならなかったが、退院先の有料老人ホームで、寝たきりにならず、余暇(パズル、音楽鑑賞等)が可能な耐久性を獲得した。食形態においては、目標通り軟菜食を自力摂取できるようになった
○90代であるが、機能改善が見込まれたため、体重増加、骨格筋量増加を目標に食事内容を活動量にあわせて変化させていったことも寄与したと考えられる。

第5章　医療サービスへの実装

評価：

　入院時に設定した退院時の ADL 等の目標に対する達成度は以下のように評価された。

※は目標を下方修正して退院した項目

基本動作※	自立　→軽介助で退院
食事内容	3 食経口摂取
食事動作	自立
整容	準備のみ介助
更衣	一部介助
トイレ動作※	昼　軽介助→中等度介助
	夜　中等度介助→全介助
入浴	中等度介助
屋内移動※	歩行器歩行→車いすベース
屋外・階段	介助（車いす）
公共交通機関	介助（車いす）
コミュニケーション	家庭内で多少支障あり
服薬管理	全介助

栄養ケア目標の達成度

体重 52kg 台　　　　　→達成
SMI4.8kg/㎡以上　　　→達成
体脂肪率 35％未満　　　→達成
軟菜、米飯を食べられる →達成

6. 特定集中治療室における栄養管理

　令和2年度診療報酬改定において、入院患者の早期離床、在宅復帰を推進する観点から、特定集中治療室（ICU）での入室早期の経腸栄養等の栄養管理を評価する早期栄養介入管理加算（400点／日につき、7日を限度）が新設された。特定集中治療室に栄養サポートチーム加算の施設基準である研修を修了し、栄養サポートチームでの栄養管理の経験を3年以上有している管理栄養士が専任で配置されていることと、入室患者全員に対する栄養スクリーニングによって抽出された患者に対して、経腸栄養を入室後48時間以内に開始すること等が算定の要件である。

　当該加算の新設にあたり、日本健康・栄養システム学会は、以下のことを厚生労働省に提案した。

○日本版重症患者の栄養療法ガイドラインにおいて、ICU入室24～48時間以内に経腸栄養を開始することを推奨されていること。

○ICU入室後48時間以内に栄養投与を開始した場合、48時間以降に栄養投与を開始した分と比較して、死亡率が有意に低いこと。

○著者の病院においては、ICU及びHCUにおいて専従の管理栄養士を2名配置し、入室時48時間以内に栄養管理に取り組み在室日数（中央値）を6日から3日（2017年）へと3日間削減、在院日数合計（中央値）も35日から22日へと13日間削減されたことから（図5.6）、ICU入室後、48時間以内に栄養管理を開始した場合の医療費縮減効果は年間約1,350億円（総数約6,000床：病床利用率約75％、一日単価約10万円）と極めて大きいものであることであった。

（矢野目　英樹）

第5章 医療サービスへの実装

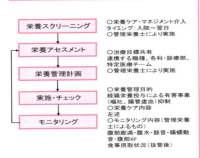

	運用前 2011年 (n=360)	運用後 2017年 (n=295)	有意差 (Wilcoxon 順位検定)
48時間以内経腸栄養開始率(%)	36.2	61.5	P<0.01*
28日死亡率(%)	20.7	6.7	P<0.02*
平均在ICU室日数(中央値)	7.8±3.5(6)	5.5±8.8(3)	P<0.001**
平均在院日数(中央値)	40.6±24.3(35)	33.1±46.7(22)	P<0.001**

*F検定後T検定 **Wilcoxon順位和検定

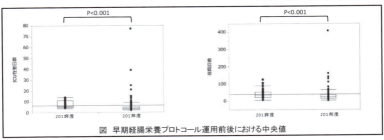

図 早期経腸栄養プロトコール運用前後における中央値

矢野目英樹. Nutrition Care and Management 19 (2): 2-18. 2019.

図 5.6 特定集中治療室における栄養管理

7. 特定集中治療室における栄養管理の事例

　本事例は、心不全疑いにて当院紹介搬送された73歳男性。入院後、胸部症状の訴えが複数回あり。血液検査によりカテコラミン（CK、表5.7a）、が右肩上がりに上昇したため、緊急心臓カテーテルにて冠動脈造影が行われた。冠動脈の1本が詰まりかけており、バルーン拡張がされた。しかし、全身の余力なく急変。心肺停止、蘇生後の状態。呼吸は人工呼吸器管理。循環管理はCK等により行われた。栄養管理は以下のように行われた。

　スクリーニング：CONUTスコアを用いてスクリーニング（表5.7b）

　早期栄養管理の開始：ICU入室7日目CKがpeak outしたことを確認し、経鼻胃管より栄養剤用量50mL/日、流量10mL/hから開始。この時の腹部症状は膨満・鼓音認めず。また、排便については入院後一度もなかった。

　モニタリングと栄養管理経過：腸管虚血リスクのあるカテコラミンが高用量投与されていた。当院の早期栄養管理プロトコールでは経腸栄養開始2日後には目標栄養量投与可能であったが、腹部膨満・鼓音・排便状況の他、腹部レントゲン・動脈血液ガスにて腸管虚血の症状・徴候をモニタリングして慎重に栄養剤を漸増した。

　結果（ICU退室時）：ICU入室15日目人工呼吸器離脱。誤嚥なく経口摂取出来ることを確認し、一般病棟へ転棟となった。

（矢野目　英樹）

第5章　医療サービスへの実装

表 5.7a　カテコラミン

商品名　一般名	適応	副作用	管理栄養士が知っておきたいポイント
ノルアドレナリン® ノルアドレナリン	心筋梗塞、敗血症によるショック時の補助治療	不健康、急性肺水腫など	抹消血管を強力に収縮させる
ボスミン® アドレナリン	ショック時の補助治療、心停止時の補助治療	不整脈、急性肺水腫など	
イノバン® ドミニン® ドパミン	急性循環不全、消化管血流を避けたい場合の昇圧	不整脈、麻痺性イレウス	投与速度が高用量で血管収縮
ドブトレックス® ドプタミン	急性循環不全における心収縮力増強	不整脈、動機	

ICU においてよく使用される。循環動態をコントロールする薬剤。腸管虚血のリスクをともなるため、投与量に注意が必要。用量 10 μg/kg/min 以下までは経腸栄養投与は慎重に行う。

表 5.7b　CONUT スコア

Alb（g/dL）	≧ 3.5	3.0~3.4	2.5~2.9	< 2.5
スコア	0	2	4	6
T-cho（mg /dl）	≧ 100	140~179	100~139	< 100
スコア	0	1	2	3
TLP（/ μ L）	≧ 1,600	1,200~1,599	800~1,199	< 800
スコア	0	1	2	3
CONUT スコア	0~1	2~4	5~8	> 8
栄養レベル	正常	軽度	中等度	再度

※ TLP：総リンパ球数

8. 令和4年度診療報酬改定：栄養管理の推進

　令和4年1月26日、中医協において「令和4年度診療報酬改定」に係る具体的な改定項目内容が示された。栄養関係では、早期栄養介入管理加算の見直し（救命救急、ハイケアユニット、脳卒中ケアユニット、小児特定集中治療室に拡大）、周術期の栄養管理の推進（周術期の栄養管理を実施する病棟に専従管理栄養士1名以上配置）、栄養サポートチーム加算の見直し（障害者施設等入院基本料の病棟への拡大）、病棟における栄養管理体制に対する評価の新設（特定機能病院の病棟への専従常勤管理栄養士1名以上の配置）、褥瘡対策の見直し、情報通信機器等を用いた外来栄養食事指導料の見直し、摂食嚥下支援に係る取組のさらなる推進、外来化学療法での栄養管理の充実が挙げられた。

　これに先立ち、日本健康・栄養システム学会　三浦公嗣代表理事は、深柄和彦理事（東京大学教授）、矢野目英樹理事（本書著者）らとの検討を重ね、日本外科代謝栄養学会、日本熱傷学会、日本集中治療医学会と、厚生労働省に対して令和4年度診療報酬改定に向けた共同提案を行った。その概要は以下のとおりであった。

○早期栄養介入管理加算の算定の対象外となっているHCU、CCU、
　SCU等を有している病院の約6割弱で栄養管理が実施されていることから、当該加算の対象を拡大する必要がある（表5.8）。

○周術期の栄養管理の臨床効果については、消化器外科、心臓外科・整形外科領域などでの一定以上の侵襲を伴う手術での適切な周術期栄養管理が合併症予防、在院日数短縮、ひいては予後の改善につながることが多くの臨床研究で示されおり、その方法についても国内外のガイドラインが刊行されている[1,2]。一方、術前に栄養状態改

善のために処方された経口栄養剤の半分以下しか摂取できていない患者が多数存在することや術後に必要なエネルギー量、たんぱく質・アミノ酸量が投与されている割合は少なく（術後7日目でも約半数）、その栄養管理は不適切であると報告されている（深柄・福島）[3]。それゆえ、周術期の栄養管理の強化が必要である。

○重症熱傷患者について栄養管理の重点化によって在院日数の短縮が見られるなど、重症熱傷患者に対する栄養管理の強化が必要である。

　本学会は、「令和4年度診療報酬改定」に対応した体制や実務に関して、臨床栄養師研修及び栄養サポートチーム研修等において、有識者や臨床栄養師による詳細な解説を行っているので実務に活用して頂きたい。

（杉山　みち子）

1) 日本静脈経腸栄養学会（現．日本臨床栄養代謝学会）．静脈経腸栄養ガイドライン 第3版．全488頁．照林社 東京．2013.
2) Weimann A et al.ESPEN guideline: Clinical nutrition in surgery. Clinical Nutrition　36：632-656.2017
https://www.espen.org/files/ESPENguideline_Clinical-nutrition-in-
3) 深柄和彦，福島亮治．外科と代謝・栄養 .55（3）：41-150.2021
4) 日本健康・栄養システム学会 . 令和4年度診療報酬に対応した急性期の栄養管理に関する研修教材 . 全416頁、2022年4月

表 5.8　HCU, SCU, CCU における管理栄養士による栄養管理の実施状況
（有効回答 42 施設）

	施設数	％
早期栄養介入管理加算（ICU）を算定している	23	54.8
HCU、SCU、CCU における栄養管理を実施している	24	57.1
HCU	16	38.1
CCU	9	21.4
SCU	7	16.7

HCU：高度治療室、CCU：冠疾患集中治療室、SCU：脳卒中集中治療室
日本健康・栄養システム学会開催の研修会を受講した管理栄養士に対しての web アンケート調査

病院の栄養のプロフェショナルへ

　４半世紀前、国立医療・病院管理研究所医療経済部を併任していたので、優れた経営実績をあげている有名病院の訪問に同行していた。栄養課は、大概地下にあって、訪ねると管理栄養士達が、コンピューター入力、厨房での配膳、食札の色塗りなどの作業をしている。経営人達も管理栄養士には、おいしい給食をだしてほしいと考えていた。

　しかし、今や多くの病院の栄養課は変わった。管理職の管理栄養士は経営会議に参加し、各管理栄養士はモバイル等をもって病棟をめぐるので、病棟・外来業務の終了時まで栄養科は閑散としている。令和４年度診療報酬改定によって、病棟の管理栄養士による栄養管理はさらに進む。病院の栄養管理の充実が入院患者に与える恩恵は大きいが、病院の管理栄養士は、在院日数が短く栄養管理の成果を見届けられず、達成感がないという。

　一方、介護保険施設や居宅サービスの管理栄養士は、病院からの入所（利用）者の低栄養や摂食嚥下の状態は問題が多いとして、退院時の管理栄養士間の「管管連携」を強く求めている。入所（利用）時から適切な食事等の提供と臨床データや栄養ケアの経緯が必要だからだ。

　管理栄養士養成大学の学生達は病院への就職を希望するが激戦であることが多い。病院経験のある管理栄養士が介護、在宅、障害福祉において活躍している。病院は地域の栄養のプロフェッショナルの教育の場となっているのだ。　　　　　　　（杉山記）

第6章

一体的取組：令和6年度
診療報酬・介護報酬同時改定
（障害福祉サービスを含めて）

1. 医療・介護サービスにおける一体的取組

　令和6年度診療報酬・介護報酬の同時改定においては、自立支援・重度化予防のための効果的なサービスを提供する観点から、医師、歯科医師、理学療法士、作業療法士、言語聴覚士、管理栄養士、歯科衛生士等の多職種による一体的にリハビリテーション・個別機能訓練、栄養管理及び口腔管理を実施すること（以下「一体的取組」という。）に対して報酬上の評価が行われた。

　まず、この背景について説明しておきたい。一体的取組のうち栄養管理については、介護保険施設入所高齢者の低栄養が日常生活自立度の低下及び入院率や死亡率を増大させ、管理栄養士が多職種と協働で行う栄養ケア・マネジメントや経口維持の取組が低栄養のリスクを改善し、死亡率や入院率を減少させることは明らかである（第1章、第2章）。また食事時の観察（ミールラウンド）、カンファレンスが入院率の減少に効果がある（第2章）。そこで令和3年度介護報酬改定における栄養マネジメント強化加算が新設され、施設入所者数50以上に1名以上の常勤管理栄養士の配置によって栄養ケア・マネジメントが強化され、週3回以上のミールラウンドが要件とされた（第3章）。

　口腔ケアに関しては、要介護高齢者の咀嚼嚥下機能の低下は低栄養のリスクを高めるとともに、歯科医師や歯科衛生士による口腔ケアによって体重減少が抑えられ、発熱発症率や肺炎発症率が低下することがわかっている。口腔ケアによって、高齢者にとってリスクが高い誤嚥性肺炎を回避して、栄養状態の改善を目指すことは重要である。

　さらに、リハビリテーション専門職等と管理栄養士が協働して、リハビリテーション計画に栄養管理を組み込むことで、約9割に栄養改

第6章　一体的取組：令和6年度診療報酬・介護報酬同時改定
（障害福祉サービスを含めて）

善が見られ、リハビリテーションの効果をあげることが明らかになっている。それゆえ、一体的取組には、以下の効果が期待された。

すなわち、1）筋力・持久力の向上、活動量に応じた適切な栄養摂取量の調整、低栄養の予防・改善、食欲の増進等、2）栄養管理と口腔管理には、適切な食事形態・摂取方法の提供、食事摂取量の維持・改善、経口摂取の維持等、さらに、3）口腔管理とリハビリテーション・個別機能訓練の連携においては、摂食嚥下機能の維持・改善、口腔衛生や全身管理による誤嚥性肺炎の予防等である。

なお、一体的取組は、病院、施設及び在宅サービスにおいて先駆的なチームの取組として従来から行われており、令和3年度介護報酬改定において、厚生労働省から実施計画書の様式例が示された（第3章）。

しかし、一体的取組の推進には、リハビリテーション・口腔管理・栄養管理の専門職の配置や連携体制がないことが障害となっていた。

そこで、令和6年度診療報酬・介護報酬の同時改定によって、一体的取組が、全国の急性期病院入院病棟(小児病棟も含めて)、地域包括医療病棟に、そして、介護保険施設（介護老人福祉施設、介護老人保健施設等）及び通所リハビリテーションにも、報酬上の評価として導入されるに至った（表6.1、図6.1a、6.2b）。残念ながら、通所介護及び訪問系サービス及び障害福祉サービスに対しては、一体的取組の報酬上の評価がされなかったので、今後の報酬改定において対応できるように推進しておくことが求められる。

（杉山　みち子）

口腔・栄養関係（参考資料3）社保審－介護給付費分科会　第140回、厚生労働省、平成29年6月7日 .https://www.mhlw.go.jp/file/05-Shingikai-12601000-Seisakutoukatsukan-Sanjikanshitsu_Shakaihoshoutantou/0000167236.pdf
別の栄養管理の実施による栄養状態とFIM得点の変化（p38）、栄養管理　個別事項（その5：リハビリテーション）、中央社会保険医療協議会 総会（第365回）、厚生労働省、平成29年10月25日. https://www.mhlw.go.jp/file/05-Shingikai-12404000-Hokenkyokulryouka/0000182077.pdf

表 6.1　令和 6 年度診療報酬・介護報酬同時改定〜一体的取組等〜

（1）急性期医療病棟

　急性期医療においても ADL が低下しないために、土曜日、日曜日及び祝日に行うリハビリテーション、栄養管理、口腔管理を含む、一体的取組に係わる計画の作成及び計画に基づく多職種による取組を行う体制の確保に係る評価としてリハビリテーション・栄養・口腔連携体制加算（1 日につき 120 点、計画作成日から起算して 14 日を限度に加算）が新設された。

　当該病棟における施設基準は、専従の常勤理学療法士、常勤作業療法士又は常勤言語聴覚士の 2 名以上配置（1 名は専任の従事者でもよい）、専従の常勤管理栄養士が 1 名以上の配置、一定の要件を満たす常勤医師の 1 名以上勤務、歯科医師等との連携体制がとられていることが要件である。

　当該加算の算定要件 (抜粋) としては、当該病棟入棟（急性期一般入院基本料、特定機能病院入院基本料、専門病院入院基本料を算定する患者）全員に対し、入棟後 48 時間以内に ADL、栄養状態及び口腔状態に関する評価に基づき、一体的取組に係わる計画を作成することとされている。その際、リスクに応じた期間で定期的な再評価を実施すること、入棟患者の ADL 等の維持、向上等に向け、カンファレンスが定期的に開催されること、適切な口腔ケアの提供とともに、口腔状態に係わる課題（口腔衛生状態の不良や咬合不良等）を認めた場合は必要に応じて当該保険医療機関の歯科医師等と連携する又は歯科診療を担う保健医療機関の受診を促すことが求められる。なお、疾患別リハビリテーション等の対象にならない患者も、ADL の維持・向上等を目的とした指導と行うこととされ、専従の理学療法士等は 1 日に 9 単位を超えた疾患別リハビリテー

第6章　一体的取組：令和6年度診療報酬・介護報酬同時改定
（障害福祉サービスを含めて）

ション料等の算定はできない。また、専任の管理栄養士は、当該計画作成に当たって、原則入棟48時間以内に、患者に対面の上、入院前の食生活や食物エネルギー等の確認やGLIM基準（第6章15参照のこと）を用いた栄養状態の評価を行うとともに、定期的な食事状況の観察、必要に応じた食事調整の提案等の取組を行うこととされた。

（2）地域包括医療病棟

　地域において、高齢者等の救急患者等を受け入れる体制を整え、リハビリテーション、栄養管理、入退院支援、在宅復帰等の機能を包括的に担う地域包括医療病棟に、地域包括医療病棟入院料（1日につき）3,050点が新設され、当該病棟の職員体制については、看護職員の10:1以上配置、当該病棟に常勤の理学療法士、作業療法士が2名以上、専任の常勤の管理栄養士が1名以上の配置が要件とされた。入院早期からのリハビリテーションの必要な構造設備を有していること、入院中のADL等の維持、向上及び栄養管理等に資する必要な体制の整備が施設要件とされた。

　そのうえで一体的取組に対してのリハビリテーション・栄養・口腔連携加算（1日につき80点）が新設された。算定要件は、（1）のリハビリテーション・栄養・口腔連携体制加算と同等の施設基準を満たした場合に14日を限度として算定。ただし栄養サポートチーム加算は併算できない。

（3）老健

　老健においては、リハビリテーションマネジメント計画書情報加算（Ⅰ）53単位／月（リハビリテーションマネジメント計画情報加算（Ⅱ）33単位との併算定不可）が新設された。算定要件は、以下のとおりである（介護医療院については、厚生労働省ホームページを参照のこと）。
ア．入所者ごとのリハビリテーション計画書の内容等の情報を厚生労働省

に提出していること。必要に応じてリハビリテーション計画の内容
を見直す等、リハビリテーションの実施に当たって、当該情報その
他のリハビリテーションの適切かつ有効な実施のために必要な情報
を活用していること。

イ．口腔衛生管理加算（Ⅱ）及び栄養マネジメント強化加算を算定して
いること。

ウ．入所者ごとに医師、管理栄養士、理学療法士、作業療法士、言語聴覚士、
歯科衛生士、看護職員、介護職員その他の職種の者がリハビリテー
ション計画の内容等の情報及び入所者の栄養情報に関する情報を相
互に共有すること。

エ．共有した情報を踏まえ、必要に応じてリハビリテーション計画の見
直しを行い、見直しの内容について、関係職種に対して情報提供し
ていること。

（4）特養

　特養及び地域密着型介護老人福祉施設入所者生活介護においては、個
別機能訓練加算（Ⅲ）（20単位／月）（加算（Ⅰ）12単位／月、（Ⅱ）20
単位／月との併算定可、（Ⅰ）＋（Ⅱ）＋（Ⅲ）＝ 52単位／月）が新設さ
れた。算定要件は以下のとおりである。

ア．個別機能訓練（Ⅱ）を算定していること。

イ．口腔衛生管理加算（Ⅱ）及び栄養マネジメント強化加算を算定して
いること。

ウ．入所者ごとに、理学療法士が、個別機能訓練計画の内容等の情報そ
の他個別機能訓練の適切かつ有効な実施のための必要な情報、入所
者の口腔の健康状態に関する情報及び入所者の栄養状態に関する情
報を相互に共有していること。

第6章　一体的取組：令和6年度診療報酬・介護報酬同時改定
（障害福祉サービスを含めて）

エ．共有した情報を踏まえ、必要に応じて個別機能訓練計画の見直しを行い、見直しの内容について、理学療法士等の関係職種間で共有していること

（5）通所リハ

　通所リハビリテーションにおいては、リハビリテーションマネジメント加算（ハ）が同意日の属する月から6か月以内793単位／月、6月超473単位／月が新設され、さらに、医師が利用者またはその家族に説明し同意を得た場合には上記に加えて270単位／月が算定できる（従来の当該加算（B）イ及びロは廃止）。算定要件は、以下のとおりである。

ア．リハビリテーションマネジメント加算（ロ）の要件を満たしていること。

イ．事業所の従事者として、又は外部との連携により管理栄養士1名を配置していること。

ウ．利用者ごとに、多職種が共同して栄養アセスメント及び口腔アセスメントを行っていること

エ．利用者ごとに、言語聴覚士、歯科衛生士又は看護職員がその他の職種の者と協働して口腔の健康状態を評価し、当該利用者の口腔の健康状態に係わる解決すべき課題の把握を行っていること。

オ．利用者ごとに、関係職種が、通所リハビリテーション計画の内容の情報等や、利用者の口腔の健康状態に関する情報及び利用者の栄養状態に関する情報を相互に共有すること。

カ．共有した情報を踏まえ、必要に応じて通所リハビリテーション計画を見直し、その内容を関係職種に対して情報提供していること。
　なお、口腔の健康状態に関する考え方は、口腔機能向上加算と、栄養状態に関する情報の考え方は栄養アセスメント加算と同様である。

149

（6）通所介護

　令和6年度介護報酬改定においては、通所介護における一体的取組のための加算は新設されなかったものの、本事業における実態調査の対象となった通所介護のうち、一体的取組を推進している事業所においても、通所リハと同様に先駆的に効果的な取組が行われていた。令和6年度介護報酬改定において、通所介護においても個別機能訓練、栄養管理及び口腔管理に関する評価等を一体的に記入する様式の活用等、一体的取組を推進し、その実績をもって今後の介護報酬改定に資することが期待される。

＜診療報酬改定＞
令和6年度改定に関する省令・告示・通知等
https://www.mhlw.go.jp/stf/seisakunitsuite/bunya/0000188411_00045.html

＜介護報酬改定＞
リハビリテーション・個別機能訓練、栄養、口腔の実施及び一体的取組について、介護報酬最新情報　vol.1217、令和6年3月15日
https://www.mhlw.go.jp/content/001227728.pdf

第6章　一体的取組：令和6年度診療報酬・介護報酬同時改定
　　　　　　　　　　　　　　　　　　（障害福祉サービスを含めて）

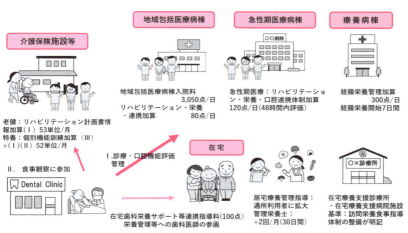

図 6.1a　令和6年度診療報酬改定　一体的取組等　栄養関連の加算

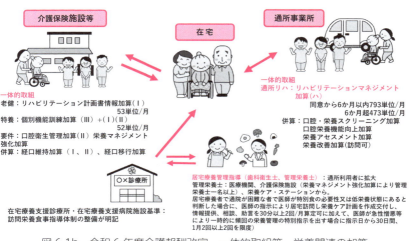

図 6.1b　令和6年度介護報酬改定　一体的取組等　栄養関連の加算

高齢者の口から食べる楽しみをいつまでも！！　リハビリテーション・機能訓練、口腔、栄養の「一体的取組」のための手引書．令和5年度老人保健事業推進費等補助金（老人保健健康増進等事業分）「リハビリテーション・機能訓練、口腔、栄養の一体的取組に関する調査研究事業」報告書．日本健康・栄養システム学会、2024.3　https://www.j-ncm.com/wp-content/uploads/2024/05/r5-25-tebikisho-1.pdf

２．「食べる楽しみをいつまでも！！」

　「一体的取組」の制度化にあたり、日本健康・栄養システム学会による令和４、５年度老人保健事業推進等補助金を活用した調査研究事業「リハビリテーション・機能訓練、口腔、栄養の一体的取組に関する調査研究事業」の（研究代表者　三浦公嗣、以下「本事業」という。）研究成果が提供された。本事業の検討委員会は、医師、理学療法士、作業療法士、言語聴覚士、歯科医師、歯科衛生士、管理栄養士等の専門職団体、日本リハビリテーション病院・施設協会や地域包括ケア病棟協会の代表者や有識者によって構成された。そして、「食べる楽しみをいつまでも！」を、プリンシプル（規範）として以下の４点を共有した。

（１）楽しみの支援

　要介護高齢者の「楽しいこと」の第１位は食事であることから、口腔・栄養関連サービスによって「口から食べる楽しみ」の支援を通じて、自己実現や生きることへの「意欲」の回復や向上をめざすことができる。

（２）生活の質（QOL）の改善・維持

　高齢者は、住み慣れた在宅において、その人らしい生活を送ることを望んでいる。「食べること」の支援は、本人・家族の食事準備に関する一連の生活行為を支援することでもある。また、一日の生活のなかでの三食「食べること」によって、規則的な生体リズムが回復し、体内の消化酵素やホルモンの分泌、神経調節及び臓器組織の活性のバランスを保ち、日常の食欲や規則的な便通を促すことにもなる。

第6章　一体的取組：令和6年度診療報酬・介護報酬同時改定
（障害福祉サービスを含めて）

（3）低栄養状態の予防と生活機能の維持

　人が生命を維持し日常生活を営むためには、生存するために重要なたんぱく質と活動するためのエネルギーを「食べること」によって体内に取り入れることが必要である。しかし、高齢者は、口腔や嚥下の問題、認知機能の低下、発熱や病気、身近な人の死等のライフイベントによる食欲低下、身体機能の低下、あるいは食事準備が困難な状況等によって、日常の「食べる」量が低下し、エネルギーやたんぱく質が欠乏して低栄養のリスクが高まる。また、脳梗塞、がん、呼吸器疾患、肝臓疾患などの単一疾患だけでなく多疾患によっても低栄養の高リスク状態になる。高齢者の低栄養を予防・改善することは、（ⅰ）内臓たんぱく質や筋たんぱく質量の低下の予防・改善によって（ⅱ）身体機能及び生活機能の及び免疫能の維持・向上による感染症を防止し、（ⅲ）高齢者が要介護状態や疾病の重度化への移行を予防し、（ⅳ）クオリティ・オブ・ライフ（QOL、生活の質）の向上になる。

（4）感染症の予防

　高齢者の「口から食べること」を口腔・栄養関連サービスによって支援することは、消化管の腸粘膜の構造や腸管の免疫機能を維持し、消化管におけるバクテリアル・トランスロケーション（腸管内の細菌や細菌が産生する様々な生体障害物質が腸管粘膜細胞あるいは細胞間隙より生体内に侵入すること）による感染症の発症に対して大きな予防効果がある。

　以上の4つの観点は、高齢者ばかりでなく入院患者及び障害児者等に共通している。　　　　　　　　　　　　　　　　　　（杉山　みち子）

高齢者にとっての「食べること」の意義. 栄養改善マニュアル（改訂版）、p9-10、「介護予防マニュアル」分担研究班. 厚生労働省、平成21年3月より
https://www.mhlw.go.jp/topics/2009/05/dl/tp0501-1e_0001.pdf

3. 共同して実施計画を作成する効果

　令和 3 年度介護報酬改定においては、リハビリテーション・機能訓練、口腔、栄養に関する各種計画書について一体的に記入できる実施計画書の様式例が厚生労働省から提示されていた（第 3 章）。しかし、その 1 年後においても、様式例を用いて共同して実施計画を作成している施設・事業所は特養 8.6％、老健 19.3％、通所介護 14.8％、通所リハビリテーション 27.2％ と低調であることがわかった。

　一方、リハビリテーション・個別機能訓練、口腔、栄養の三領域が連携して目標を設定し、共同で実施計画書を作成することによる一体的取組ができている施設・事業所（特養のうち 45.7％、老健 67.5％、通所介護 50.2％、通所リハビリテーション 59.9％）においては、「日常の職種間の情報連携の頻度が増えた」、「ケアプランで共通した目標設定ができるようになった」いう実務面での職種間の連携が強化されており、これが「入所者の新たな課題やニーズを早期に把握できるようになった」に繋がり、さらに、主観的な回答ではあるが「ADL・IADL の維持改善等について、その効果がある」ことが明らかになった（図 6.3）。

　さらに、このような一体的取組ができている施設・事業所では、栄養や口腔に関する加算算定率が高く、アセスメントには該当する専門職のみならず多職種も関わっており、カンファレンスや日常的な話し合いが高頻度で行われていた。以上から、一体的取組の推進による業務プロセスやアウトカムへの効果が期待されている。

（高田　健人）

第6章　一体的取組：令和6年度診療報酬・介護報酬同時改定
（障害福祉サービスを含めて）

「一体的取組みをしている」特養・老健は、「日常の職種間の情報連携の頻度が増えた」「入所者の新たな課題やニーズを早期に把握できるようになった」「ケアプランで共通した目標設定ができるようになった」とし、また、歯科口腔や栄養のアウトカムが良くなったとしている。

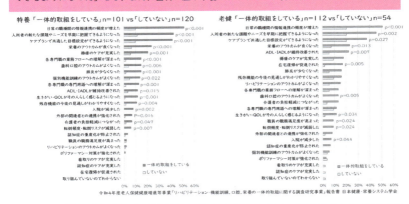

「一体的取組みをしている」特養・通所リハは、「日常の職種間の情報連携の頻度が増えた」「入所者の新たな課題やニーズを早期に把握できるようになった」「ケアプランで共通した目標設定ができるようになった」と回答している。また、個別機能訓練やリハビリテーションのアウトカムが良くなったとしている。

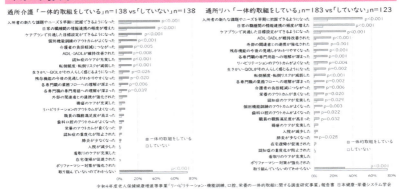

図6.3　リハビリテーション・個別機能訓練、栄養管理、口腔管理の三領域が共同して実施計画を作成している一体的取組による効果

155

4．パーパス

　揺れ動く社会情勢のなかで組織経営そのものが困難な時代にある。そのようななかで、経営戦略上のキーワードである「パーパス（Purpose）（目的、意図）」を経営組織や職員個々人の指針として、その「存在意義」を明確化し、一体的取組のみならず、サービスの継続的な品質改善活動に繋げることによって、新たなるイノベーションを起こしていくことが、一層求められてきている。

　一体的取組については、令和6年度診療報酬・介護報酬同時改定より以前から先進的に行ってきた施設・事業所がある（表6.4）。これらの先進的施設・事業所からは、一体的取組を進めるためにパーパスを掲げることの重要性が共通して指摘された。また、共通した経営方針として、「加算としての報酬が無くても、利用者や家族の便益とスタッフの職務満足感に繋がるサービスは実施する」、「報酬は後からついてくるもの」と言われていた。

　要介護度の重度化した高齢者においては、日常生活活動や生活機能はもとより、摂食嚥下機能、認知機能や低栄養状態等の改善の達成を目指すことは難しい。そこで、本書において一貫して述べてきた「口から食べる楽しみをいつまでも」こそが、一体的取組を推進するためのパーパスとして誠にふさわしいのではないだろうか。

（杉山　みち子）

第6章　一体的取組：令和6年度診療報酬・介護報酬同時改定
　　　　　　　　　　　　　　　　　（障害福祉サービスを含めて）

表6.4　一体的取組の先進的事例におけるパーパス

特養	老健	通所介護	通所リハ
○高齢者を寝たきりにさせない。最後まで食事時にはベッドから起こし、褥瘡をつくらずに、食べることを一番の楽しみにする。 ○医療だけでは患者を治すことはできない。生活を支える。誤嚥性肺炎の予防。 ○全職員で最後まで口から食べることの支援に取り組む。 ○誤嚥性肺炎の発生防止には毎日の口腔ケアが重要。 ○歯科衛生士による口腔ケアと管理栄養士による栄養ケアが重要。 ○地域への口腔衛生の啓発。	○「口から食べること」は重要。食べないでリハビリテーションをしても意味がない。 ○言語聴覚士の配置。口腔の健康状態が誤嚥性肺炎に繋がるので、歯科衛生士の配置。	○口腔ケア：オーラルフレイルの観点からのチーム。 ○機能訓練、栄養、レクリエーション、口腔ケアを重点とした個別の専門職サービスの推進。 ○「人間は食べているもので、体ができている」との食の理念で経営。「食べているから元気が喜び」として食べることを支援している。	○生活期の充実、地域リハビリテーション事業の推進。 ○地域住民が安心して住み慣れた地域で暮らせるために。 ○職員全員がサービスを見直し、解決策を考えるCQI活動を通じてのチーム強化。 ○誤嚥性肺炎に対応して口腔機能を維持することが、高齢者の健康寿命の延長に直結。

令和6年度介護報酬改定に向けた先進的事例集．平成4年度老人保健健康増進等事業「リハビリテーション・機能訓練、口腔、栄養の一体的取組に関する調査研究事業」報告書．日本健康・栄養システム学会．2023.3.　https://www.j-ncm.com/wp-content/uploads/2023/04/r4-rouken-56tebikisyo-2.pdf

5．チームビルディング

「メンバーの能力や経験を最大限に引き出し、高いパフォーマンスを上げるチームを作るチームビルディング」はどのようにしたらよいのか。一体的取組を行うことの利点として、チームメンバー相互の情報や意見の交換、協力し合うこと、気さくに声掛けすること等のコミュニケーションの活性化や一体感をもって目標に向かい、目標の達成率を高める結束力に影響を与えていることが把握された。

このような一体的取組を先進的に行っている施設・事業所におけるチームビルディングでは、管理者、チームリーダー及び担当職種によるチームメンバーへの声かけ、チームでのミールラウンド、カンファレンス、栄養サポートチーム、チームの課題解決のための継続的品質改善活動（CQI）等の戦略的な仕組みがみえた（表6.5）。

その結果、一体的取組を通じて、たとえば、本人・家族の喜び、チームメンバーの専門職としての意欲の高まり、生産性や問題解決能力の向上、さらに多職種協働で行われる業務上の新たな提案等がされるに至っていた。

また、「日常の職種間の情報連携の頻度が増えた」、「入所者の新たな課題やニーズを早期に把握できるようになった」、「ケアプランで共通した目標設定ができるようになった」というように、チーム内の日々の業務での情報共有が緊密になることで、早期からの課題の把握につながり、目標が計画に反映できているという良い循環が生まれていた。

（杉山　みち子）

第6章　一体的取組：令和6年度診療報酬・介護報酬同時改定
(障害福祉サービスを含めて)

表 6.5　チームビルディングのための仕掛け

特養	老健	通所介護	通所リハ
○ミールランド会議 (全員) ○専門職チームとアプリの活用：言語聴覚士、歯科衛生士、管理栄養の事務所配置や看護職、ケアワーカーへ 1 日 2 回の申し送りと記録の共有化 ○全職員による栄養ケア・マネジメントによるチームアプローチ ○アドバンス・ケア・プラン (ACP) によるチームアプローチ	○全職種によるミールラウンド：咽喉マイクの導入 ○栄養サポートチーム会議 ○インフォーマルな絶え間ないコミュニケーション ○全職員による定期的カンファレンスによるチームアプローチ ○「おいしく食べよう委員会」と電子化された情報システム ○インフォーマル及びカンファレンスによる情報共有	○チームリーダー (生活相談員) による声掛けによるチームづくり ○経営方針とての専門職チームのマネジメント ○パーパスの体現をめざす	○リハビリテーション計画による栄養ケア計画等の「一体化」 ○チームアプローチのための風土、目標の共有化、共同 ○ CQI 活動を通じてのブランディング

令和 6 年度介護報酬改定に向けた先進的事例集. 平成 4 年度老人保健健康増進等事業「リハビリテーション・機能訓練、口腔、栄養の一体的取組に関する調査研究事業」報告書. 日本健康・栄養システム学会.2023.3. https://www.j-ncm.com/wp-content/uploads/2023/04/r4-rouken-56tebikisyo-2.pdf

6．専門職の配置と連携

　一体的取組を進めるためには、リハビリテーション、栄養ケア、口腔ケアの専門職が必要である。ところが介護保険施設では、栄養マネジメント強化加算による施設入所者50人に常勤管理栄養士1人以上の配置強化は特養では25％、老健では50％程度に留まり伸び悩んでいる。また、通所事業所での栄養関連の加算算定率は低く管理栄養士が関わることのできる体制整備は十分でない。

　一方、病院・施設・事業所における歯科医師や歯科衛生士の配置・連携も十分とはいえない。そこで、令和6年度診療報酬改定では、歯科診療所の歯科医師が患者の入院する医療機関の栄養サポートチーム等の構成員として回診やカンファレンスに参加し、その結果を踏まえて口腔機能評価に基づく管理や、介護保険施設での食事観察等に参加して口腔機能評価に基づく管理を行うことができる在宅歯科栄養サポートチーム等連携指導料（100点、月1回）が新設された。これにより、一体的取組における歯科診療所の歯科医師や同行した歯科衛生士による体制づくりが進むものと期待される。

　施設及び通所事業所等における管理栄養士、歯科医師及び歯科衛生士等の専門職の配置や連携については、法人内外の他の病院・施設等との地域連携の観点から検討していくことが必要となっている。例えば法人内外の専門職による巡回体制や、地域の子育て期や退職後の潜在的専門職を常勤換算人数で0.1〜0.2人程度採用し、短時間業務を依頼することによって、一体的取組を進めてみることである (図6.6)。

　専門職の多様で柔軟な働き方と地域医療介護連携の観点から、専門職の採用や業務形態の新たなあり方が必要とされている。(髙田 健人)

第6章 一体的取組：令和6年度診療報酬・介護報酬同時改定
　　　　　　　　　　　　　　　　　（障害福祉サービスを含めて）

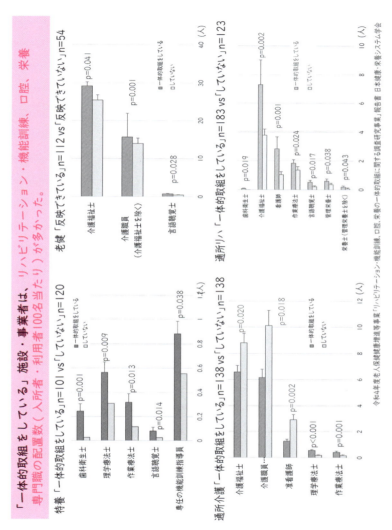

図 6.6　一体的取組をしている先進的事例の専門職配置数
　　　　　（常勤換算人数）

7．カンファレンスのあり方

　一体的取組の効果をあげるためには、リハビリテーション、口腔ケア、栄養ケアの三領域の専門職による合同カンファレンス（以下「カンファレンス」という。）について、以下を考慮して事前に開催した上で実施計画書(案)を予め作成して関係職種に情報共有しておくことが望ましい。
・新規入所及び利用者に対しては、可能な限り早期に初回の開催。
・三領域の専門職が出席し、必要に応じて看護職、介護職、生活相談員等の参加。
・三領域のアセスメント・スクリーニングの報告で終わるのではなく、それを踏まえた上で支援の総合的な判断（優先順位など）を検討し合議することが重要。
・運営上の司会者や書記等を設ける。発言者が偏らないように、輪番制などの工夫。
・WEB開催であっても、顔のわかる関係性を築けるように配慮。
・身体状況等の変化に対応するために、協働目標及び実施計画書の変更に応じて適宜開催。
　なお、カンファレンスの実際の内容は以下のとおりである。
・各領域のスクリーニング・アセスメントのデータに基づいた夫々の担当による総合的評価(原案)及び計画書(原案)について報告し合う。
・総合的評価（原案）を統合した総合的評価を行い、解決すべき課題を把握する。
・協働目標について話し合い、当該目標に至った＜理由＞及び＜合議＞

された内容について記載する。＜理由＞：議論されたのはどのようなところか、どのような考えや意見が交換されて、どのように結論が導かれて＜合議＞に至ったのかを簡潔に記録する（以下の記録例参照のこと）。

・協働目標（方針）、協働実施計画の内容には、優先順位（＃番号）をつけて、分かりやすく簡潔に実施計画書に記載する。

（堤　亮介、谷中　景子、苅部　康子）

カンファレンスの記録例

骨折による入院後、老健に入所した高低栄養リスク者（要介護2、85歳）

＜本人の希望＞　食事を美味しく食べたい
＜家族の希望＞　母と散歩がしたい（長女）

＜一体的取組のカンファレンス記録＞
(理由) ①入院中の活動量の低下による食欲不振ではないか。②基礎代謝量にも満たないエネルギー摂取量が続くと ADL 改善は期待できない。③体重減少の影響で歯茎がやせて義歯が合わなくなり固いものを残している。
(合議) ①入所前の食事内容から摂取栄養量を推計する。②低栄養状態の改善後にリハビリの強度を段階的に見直す。③義歯不具合により訪問歯科の受診をする。

＜総合評価＞
＃1　低栄養状態（食事摂取量50%、体重減少率8.7% / 1か月）
＃2　骨折後入院による身体的や精神的低下（廃用症候群を疑う）
＃3　義歯不具合
＜協働目標＞
＃1　食事摂取量を増加し、目標栄養量が摂取できる。体重を3か月で3kg増加する。
＃2　3か月後、娘と散歩できるようにする。
＃3　義歯調整により、食べることができるものを増やす。
＜協働実施計画＞
＃1　管理栄養士による娘からの入院前の食事の聞き取りからの食事摂取量の算出。
＃2　歯科医師による義歯治療を行う。歯科衛生士による口腔ケアの実施。
＃3　食事摂取量増大後にリハビリテーションの量と質を見直し、①筋力増強訓練、②バランス訓練、③階段昇降訓練を実施する。

高齢者の口から食べる楽しみをいつまでも！！　リハビリテーション・機能訓練、口腔、栄養の「一体的取組」のための手引書．　令和5年度老人保健事業推進費等補助金（老人保健健康増進等事業分）「リハビリテーション・機能訓練、口腔、栄養の一体的取組に関する調査研究事業」報告書．日本健康・栄養システム学会、2024.3　https://www.j-ncm.com/wp-content/uploads/2024/05/r5-25-tebikisho-1.pdf

8．質の向上をめざして

　一体的取組の質の向上を目指して、担当の専門職が、可能な限り早期にスクリーニング及び、アセスメントを行ったうえで総合的評価を行い、課題抽出や計画案を持ち寄って協働の方針や目標、支援内容を定めるカンファレンスで合議することが重要である。

　一体的取組の以下の手順（図 6.8 参照）を効果的・効率的にすすめていくためには、利用者の基本情報や近時のスクリーニング・アセスメント情報を随時共有できる電子カルテ等の ICT（情報通信技術）を活用できる環境の整備は必須である。また、以下の手順のうち、カンファレンスでの協議や合議のプロセス（図 6.8）は、一体的取組の効果に影響するものと考えられる。

1　入所・利用前の説明及び情報収集
2　スクリーニング及びアセスメント
3　三領域の各計画書（原案）の作成
4　カンファレンスによる実施計画書 (案) の作成
5　一体的取組に関する実施計画書の決定
6　実施計画書の本人・家族への説明
7　一体的取組に関する実施計画書の介護支援専門員等への説明
8　実施・チェック
9　モニタリング
10　実施
11　サービス評価と継続的品質改善

第6章　一体的取組：令和6年度診療報酬・介護報酬同時改定
（障害福祉サービスを含めて）

　最後に質の向上を実際に現場で実現するために一番重要なことは、多職種との日常業務中の関わりである。実際の現場ではインフォーマルな会議の場で得られる情報連携も重要であり、この手順のみにしばられず、継続的な品質改善の取り組みの中で活かしていくことが望ましい。

（堤　亮介）

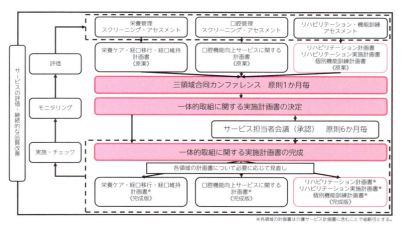

図 6.8　一体的取組の質の向上を目指したあり方

高齢者の口から食べる楽しみをいつまでも！！　リハビリテーション・機能訓練、口腔、栄養の「一体的取組」のための手引書．令和5年度老人保健事業推進費等補助金（老人保健健康増進等事業分）「リハビリテーション・機能訓練、口腔、栄養の一体的取組に関する調査研究事業」報告書．日本健康・栄養システム学会 2024.3、https://www.j-ncm.com/wp-content/uploads/2024/05/r5-25-tebikisho-1.pdf

165

９．継続的品質改善活動と LIFE の活用

　継続的な品質改善活動（Continuous Quality Improvement、CQI）は、一体的取組の推進において極めて重要である。令和３年度介護報酬改定から始まった科学的介護情報システム（LIFE）への施設・事業所からのデータ提供については、令和６年度介護報酬改定の一体的取組のためのリハビリテーション・機能訓練・栄養管理・口腔管理の共通項目や夫々のスクリーニング及びアセスメント等が一体的に記入できる実施計画書（様式例、付表）に反映され、各施設・事業所における電子情報システムを活用してデータの提供が行われている。

　施設・事業所における一体的取組及び栄養ケア・マネジメント等のサービスの質の向上には、今後、この LIFE によるフィードバックを用いて、どのように効果的、効率的に実務に活用した CQI を推進できるかが重要となる。

　LIFE によるフィードバックには、令和６年度から開始された一体的取組が現時点ではまだ反映されていない。そこで、栄養ケア・マネジメントに関してフィードバックされた例を示す（図 6.9、表 6.9）。事業所フィードバックには自施設の状況とともに全国平均が示されるため、自事業所利用者と全国の利用者とを比較することによって、サービス上の課題を把握して課題解決を図る CQI に有意義に活用できる。また利用者個別のフィードバックは本人・家族への説明時に利用すると、前後の変化が一目瞭然に見える化されているから理解が各段に深まるとともに、説明資料の作成や説明・相談業務の効率化に大いに寄与する。

　継続的な品質改善活動は、施設・事業所経営の一環として、一体的

第6章　一体的取組：令和6年度診療報酬・介護報酬同時改定
（障害福祉サービスを含めて）

取組を担当する各領域はもとより組織全体で情報共有し、活発な意見
交換に定期的に取組むとともに、地域の医療・介護連携や多職種連携
研修においても情報交換を行っていくことが望ましい。

　今後、LIFE によるフィードバックには、摂食嚥下障害、認知症、
看取り等の特性がある利用者に対しての CQI に活用できることを期
待しているところである。

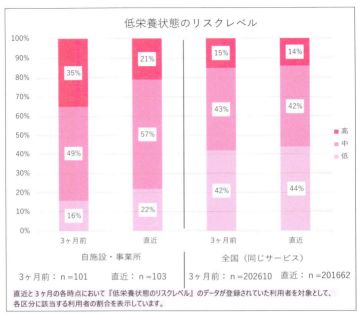

図 6.9 事業所フィードバックの例（A 特養）

　A 特養（自施設）の低栄養リスクレベルについては、全国と比較して、低リスク者の割合が 3 か月前及び直近とも約 20％以上少なく、中高リスク者の割合が多いという特徴がある。また、高リスク者の割合の 3 か月間での減少を示す改善率は、全国に比較して高い。この結果を踏まえての継続的品質改善活動においては、当該法人内の 6 か所の特養施設の各フィードバック結果を相互比較し、各施設の入所者特性やサービスの体制やプロセスとの関係について意見交換を行いながら、各施設ごとにサービスの質の向上及び維持を目指した目標設定と業務活動の改善計画を作成する。

第6章　一体的取組：令和6年度診療報酬・介護報酬同時改定
（障害福祉サービスを含めて）

表 6.9　利用者フィードバックの例（A 特養）

■低栄養状態のリスク・食生活状況等

実施日		3 ヶ月前：2024/1/17		直近：2024/3/16	変化
低栄養状態のリスクレベル		中	▶	高	↓
身長		139.2	▶	139.2	
体重		37.6	▶	35.4	
3%以上の体重減少	/1 ヶ月	無し	▶	有り	↓
	/3 ヶ月	無し	▶	有り	↓
	/6 ヶ月	無し	▶	無し	→
血清アルブミン値		3.2	▶	2.9	↓
褥瘡		無し	▶	無し	→

　利用者・家族に対して当該フィードバック表とともに、この 3 か月間の個別の利用者の状況の変化やサービスの提供状況を説明し、特に状態が悪化している場合にその理由や今後の目標（例えば、食べる楽しみの充実等）や具体的なサービス等について丁寧に説明する。

参考）令和 5 年度厚生労働省老人保健事業推進費等補助金（老人保健健康増進等事業分）科学的介護情報システム（LIFE）フィードバック活用の手引き．2024.3.

（堤　亮介）

付表　実施計画書の記載例

リハビリテーション・栄養・口腔に係る実施計画書（通所系）

氏名：	〇〇　〇〇	殿	サービス開始日		X 年　7 月　16 日
			作成日　■初回　□変更		X 年　7 月　19 日
生年月日	X 年　2 月　29 日			性別	男・女
計画作成者	リハビリテーション（　PT 〇〇　）　栄養管理（ 〇〇 ）　　口腔管理（ 〇〇 ）				
要介護度	□ 要支援（□ 1　□ 2）　　□要介護（■ 1　□ 2　□ 3　□ 4　□ 5）				
日常生活自立度	障害高齢者：　A2　　　　　認知症高齢者：　I				
本人の希望	落ちた筋力を取り戻して、俳句サークルにまた行きたい。 おいしく食べられるようになりたい。				

共通	身長：（ 155 ）cm 体重：（ 45.0 ）kg　BMI：（ 18.7 ）kg/m² 栄養補給法：■経口のみ □一部経口 □経腸栄養 □静脈栄養　食事の形態：（ 普通 ） とろみ：■なし □薄い □中間 □濃い リハビリテーションが必要となった原因疾患：（ 脳梗塞後遺症 ）　発症日・受傷日：（ 10 ）年 程前（　　）月 合併症： □脳血管疾患 □骨折 □誤嚥性肺炎 □うっ血性心不全 □尿路感染症 □糖尿病 □高血圧症 ■骨粗しょう症 □関節リウマチ □がん □うつ病 □認知症 □褥瘡 （※上記以外の）□神経疾患 □運動器疾患 □呼吸器疾患 □循環器疾患 □消化器疾患 □腎疾患 □内分泌疾患 □皮膚疾患 　　　　　　　　□精神疾患 □その他 症状： □嘔気・嘔吐 □下痢 ■便秘 □浮腫 □脱水 □発熱 □閉じこもり 現在の歯科受診について：かかりつけ歯科医 ■あり □なし　　直近1年間の歯科受診：■あり（最終受診年月：X年1月）　□なし 義歯の使用：■あり（□部分・■全部）　　□なし その他：キーパーソン・主介護者：娘
課題	（共通） 　以前していた外出・趣味（俳句サークル）の活動ができなくなった。徐々に筋力が低下している。肉・魚を食べない。 （リハビリテーション・栄養・口腔） 　・フレイルに伴う下肢筋力低下　　・体重減少　　・義歯の汚れが激しい、義歯を食事の途中で外してしまい、固形物が食べにくい。 　・活動量が減少し、日によって朝食や昼食を欠食することがあるなど、食事摂取量や時間が一定していない （上記に加えた課題） □ 食事中に安定した正しい姿勢が自分で取れない　□ 食事に集中することができない　　□ 食事中に傾眠や意識混濁がある ■ 歯（義歯）のない状態で食事をしている　　□ 食べ物を口腔内にため込む　　□ 固形の食べ物を咀しゃく中にむせる ■ 食後、頬の内側や口腔内に残渣がある　　■ 水分でむせる　　　　　　　　■ 食事中、食後に咳をすることがある ■ その他（痰がらみの咳をすることがある）
方針・目標	（共通） 　俳句サークルへ復帰する。　活動量・食事摂取量を安定させ、フレイルの進行を予防する。 （リハビリテーション・栄養・口腔） 短期目標：　　　　　　　　　　　　　　　　　　　　　　長期目標： ・屋外での杖歩行が見守りで可能となり、介助者と外出できる　・屋外での杖歩行が自立、活動量の保持（4000歩／日） ・毎日3食食事をとり、体重を3kg増やす（3ヶ月間）　　　・体重を5kg増やす（6ヶ月間） ・義歯調整について歯科医師に相談。・正しい義歯の清掃方法を取得。　・口腔周囲筋の機能向上のため、会話の回数を増やす。 （上記に加えた方針・目標） ■ 歯科疾患（□ 重症化防止 □ 改善 ■歯科受診）　　　　■ 口腔衛生（□ 維持 ■ 改善（口腔清掃）） ■ 摂食嚥下等の口腔機能（□ 維持 ■ 改善（舌の運動機能の向上））　■ 食形態（■ 維持 □ 改善（　　　　　　　）） ■ 栄養状態（□ 維持 ■ 改善（たんぱく質量の確保））　　　　□ 音声・言語機能（□ 維持 □ 改善（　　　　　　　）） ■ 誤嚥性肺炎の予防　　　　　　　　　　　　　　　　　　□ その他（　　　　　　　　　　　　　　　　　　　））
実施上の注意事項	体調の悪い時は主治医と相談し、適宜指示を受けながら実施する。
生活指導	食事を3食とり、規則正しい生活を心がける。 座位時間を今より30分／日のばし、毎日他者と60分は会話する。
見通し・継続理由	定期的にモニタリング等を実施しつつ、6ヶ月間を目処に介入を行い、以降は状態を確認しながら継続の有無を検討する。

170

第6章　一体的取組：令和6年度診療報酬・介護報酬同時改定
（障害福祉サービスを含めて）

	リハビリテーション	栄養	口腔
	評価日：X年 7月 11日	評価日： X年 7月 13日	評価日：X年 7月 19日
評価時の状態	【心身機能・構造】 ■ 筋力低下 □ 麻痺 □ 感覚機能障害 ■ 関節可動域制限 □ 摂食嚥下障害 □ 失語症・構音障害 □ 見当識障害 □ 記憶障害 □ 高次脳機能障害 □ 疼痛 □ BPSD 歩行評価 ■ 6分間歩行 ■ TUG test （杖、6分間歩行 432m、TUG 10.3秒） 認知機能評価 □ MMSE □ HDS-R （HDS-R 24点 ） 【活動】※課題のあるものにチェック 基本動作： □ 寝返り □ 起き上がり □ 座位の保持 □ 立ち上がり ■ 立位の保持 ADL：BI（ 80 ）点 □ 食事 □ 移乗 □ 整容 □ トイレ動作 □ 入浴 ■ 歩行 ■ 階段昇降 □ 更衣 □ 排便コントロール □ 排尿コントロール IADL：FAI（ 16 ）点 【参加】 もともと俳句サークルに所属していたが、休みがちになっている。	【低栄養リスク □ 低 ■ 中 ■ 高 嚥下調整食の必要性 ■ なし □ あり ■ 生活機能低下 3%以上の体重減少 □ 無 ■ 有 （－5kg/6 か月） 【食生活状況】 食事摂取量（全体）80% 食事摂取量（主食）100% 食事摂取量（主菜/副菜） 50%/70% 補助食品など：なし 食事の留意事項 □ 無 ■ 有（嗜好あり） 薬の影響による食欲不振 ■ 無 □ 有 本人の意欲（ふつう） 食欲・食事の満足感（やや悪い） 食事に対する意識（やや悪い） 【栄養量（エネルギー/たんぱく質）】 摂取栄養量：（ 22.0）kcal/kg、（0.9）g/kg 提供栄養量：（ 26.2）kcal/kg、（1.1）g/kg 必要栄養量：（ 30.0）kcal/kg、（1.2）g/kg 【GLIM基準による評価※】 □低栄養非該当 □ 低栄養（軽度 □ 中等度 □ 重度） ※医療機関から情報提供があった場合に記入する。	【誤嚥性肺炎の発症・既往】 □ あり（直近の発症年月： 年 月） ■ なし 【口腔衛生状態の問題】 □ 臭 □ 歯の汚れ ■ 義歯の汚れ □ 舌苔 【口腔機能の状態の問題】 □ 奥歯のかみ合わせがない □ 食べこぼし ■ むせ □ 口腔乾燥 ■ 舌の動きが悪い ■ ぶくぶくうがいが困難※1 ※1 現在、歯磨き後のうがいをしている方に限り確認する。 【歯科受診の必要性】 □ あり □ なし □ 分からない 【特記事項】 ■ 歯（う蝕、修復物脱離等）、義歯（義歯不適合等）、歯周病、口腔粘膜（潰瘍等）の疾患の可能性 □ 音声・言語機能に関する疾患の可能性 □ その他（ ） 記入者： ■ 歯科衛生士 □ 看護職員 □ 言語聴覚士
具体的支援内容	①課題：筋力低下 介入方法 ・筋力増強訓練（スクワット） ・歩行訓練（階段・段差も含む） ・環境調整（歩行補助具の検討、 期間： 6（月） 頻度：週3回、時間： 40分/回 ②課題： 介入方法 ・ ・ 期間： （月） 頻度：週 回、時間： 分/回 ③課題 介入方法 ・ ・ ・ 期間：X年7～12月（6か月間） 頻度：週3回、時間：40分/回	■ 栄養食事相談 ■ 食事提供量の増減（■ 増量 □ 減量） □ 食事形態の変更 （□ 常食 □ 軟食 □ 嚥下調整食） ■ 栄養補助食品の追加・変更 ■ その他： ・本人に対して、筋肉量の増大に必要なエネルギー量とたんぱく質量、および効率的なたんぱく質の摂取方法を分かりやすく説明する。 ・義歯の調整の間、一時的に食事形態を軟らかいものにする。 ・必要栄養量を無理なく摂取できるよう、嗜好に合った栄養補助食品や手軽に摂取できる牛乳や果物（約200kcal）も活用しながら、食事を工夫し、1日300kcalのエネルギー量とたんぱく質量の増量を図る。 総合評価： □ 改善 □ 改善傾向 □ 維持 □ 改善が認められない 計画変更： □ なし □ あり	サービス提供者： ■ 歯科衛生士 □ 看護職員 □ 言語聴覚士 実施記録①：記入日（ X年 ○月 ○日） □ 口腔清掃 □ 口腔清掃に関する指導 ■ 摂食嚥下等の口腔機能に関する指導 ■ 音声・言語機能に関する指導 □ 誤嚥性肺炎の予防に関する指導 ■ その他（口腔体操を実施、自宅で継続するよう指導） 実施記録②：記入日（ 年 月 日） □ 口腔清掃 □ 口腔清掃に関する指導 □ 摂食嚥下等の口腔機能に関する指導 □ 音声・言語機能に関する指導 □ 誤嚥性肺炎の予防に関する指導 □ その他（ ） 実施記録③：記入日（ 年 月 日） □ 口腔清掃 □ 口腔清掃に関する指導 □ 摂食嚥下等の口腔機能に関する指導 □ 音声・言語機能に関する指導 □ 誤嚥性肺炎の予防に関する指導 □ その他（ ）
特記事項	・食事提供量は、リハビリを含めた身体活動量に合わせて調整し、必要栄養量を満たすことができて体重減少がみられなければ、回復にあわせてリハビリの量を見直す ・義歯の使用が困難な場合は、義歯修理又は新製するまでの間、咀嚼困難な食物は避け、摂食嚥下機能に合わせた食形態を適宜検討する。		

10. 医療・介護の情報連携

　病院を退院して介護保険施設へ入所した高齢者には、低栄養の高リスク者が極めて多くみられ、また、摂食嚥下障害が重度な者や胃瘻による経管栄養法の利用者に対して、入院中の栄養管理等の情報提供が望まれていた（第4章参照）。令和6年度診療報酬・介護報酬の同時改定は、以下のように、医療・介護の情報連携が充実・強化された（図6.10）。このような新設及び見直された医療・介護間情報連携により、提供される一体的取組や栄養管理等に関する情報を共有・活用して、医療・介護間での切れ目ない一体的取組や栄養管理等を効果的、効率的に推進していくことが期待されている。

（1）介護保険施設から退所時の栄養情報連携

　介護報酬では退所時栄養情報連携加算（70単位/回）が新設され、介護保険施設の入所者が他の介護保険施設や医療機関等への退所に際して特別食の必要性又は低栄養状態にあると医師が判断した場合に、管理栄養士が入所中の栄養管理に関する情報を提供することが評価された。これによって、介護保険施設と退所先で継続的な栄養管理が確保される。

（2）再入所時栄養情報連携

　平成30年度介護報酬改定によって新設された再入所時栄養連携加算（200単位/回）は、介護保険施設の入所者が医療機関に入院し、入院中に経管栄養や嚥下調整食の新規導入となった場合に算定できるが、要件が限られており（第4章参照のこと）、算定率は極めて低調であった。令和6年度改定では、特別食又は嚥下調整食が提供され

第6章　一体的取組：令和6年度診療報酬・介護報酬同時改定
（障害福祉サービスを含めて）

ている者も算定対象となり、介護保険施設と医療機関の管理栄養士の栄養管理に関する情報連携に対する評価が拡大された。

（3）訪問系サービス等における口腔管理に係わる情報連携

　口腔連携強化加算（50単位／回）が新設され、訪問系サービス及び短期入所系サービス（訪問介護、訪問看護、訪問リハビリテーション、短期入所生活介護、短期入所療養介護、定期巡回・随時対応型訪問介護看護）において、事業所と歯科専門職の連携の下、介護職員等による口腔衛生状態及び口腔機能の評価を利用者の同意のもとに歯科医療機関及び介護支援専門員へ情報提供することが評価された。利用者の口腔の健康状態の評価を行い、ケアマネジメントの一環として適切な口腔管理につなげることが必要とされている。

（4）入院中の一体的取組内容の情報提供

　令和6年度診療報酬における入退院支援加算の要件が見直され、退院支援計画に「リハビリテーション、栄養管理及び口腔管理等を含む、退院に向けて入院中に必要な療養支援の内容並びに栄養サポートチーム等の多職種チームとの役割分担」を含めて退院に向けた入院中に行う療養支援内容が盛り込まれ、退院時に医療機関から患者又は家族、および他の保険医療機関又は介護サービス事業者等に情報提供される。

（5）入院中の栄養管理に関する情報の介護保険施設等への提供

　令和6年度診療報酬改定においては、従来の栄養情報提供加算の名称、要件及び評価が見直され、栄養情報連携料（70点、入院中1回）が新設された。入院栄養食事指導料の算定患者に対して、管理栄養士が退院後の栄養食事管理について指導を行った内容及び入院中の栄養管理に関する情報を示す文書を用いて説明し、これを他の保険医療機関や介護保険施設等の医師又は管理栄養士に情報提供し共有した場合、

第6章

173

ならびに、他の保険医療機関や介護保険施設等に転院又は入所する患者について入院中の栄養管理に関する情報を本人・家族の同意を得て文書を用いて他の保険医療機関等の管理栄養士に情報提供した場合が算定要件となった。これによって、退院後の栄養食事指導に関する内容や入院中の栄養管理に関する情報（必要栄養量、摂取栄養量、食事形態（嚥下食コードを含む）、禁止食品、栄養管理に係る経過等）を共有することが評価された。栄養管理に係わる経過等にはリハビリテーション、口腔、栄養の連携体制加算の内容が含まれることから、一体的取組を包括した継続的な栄養管理の確保が図られる。

　以上のように、令和 6 年度診療報酬・介護報酬の同時改定において新設や見直しが行われたサービス間の情報連携に関わる評価によって、入所（院）中に提供された栄養管理や一体的取組に関する情報が医療・介護サービスの専門職間で共有・活用され、栄養管理や一体的取組の切れ目ない効果的、効率的な提供を推進することが期待されている。

（髙田　健人）

＜診療報酬改定＞
令和 6 年度改定に関する省令・告示・通知等
https://www.mhlw.go.jp/stf/seisakunitsuite/bunya/0000188411_00045.html
＜介護報酬改定＞
リハビリテーション・個別機能訓練、栄養、口腔の実施及び一体的取組について、介護報酬最新情報　vol.1217、令和 6 年 3 月 15 日
https://www.mhlw.go.jp/content/001227728.pdf
（詳細な参考資料は手引書：8.　参考資料参照のこと）

第6章　一体的取組：令和6年度診療報酬・介護報酬同時改定
（障害福祉サービスを含めて）

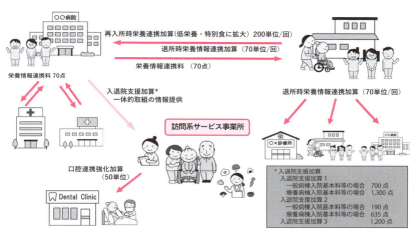

図 6.10　令和 6 年度診療報酬改定　栄養情報連携関連の加算

令和 6 年度介護報酬改定に基づく手引書．高齢者の口から食べる楽しみをいつまでも！！　リハビリテーション・機能訓練、口腔、栄養の「一体的取組」のための手引書．令和 5 年度老人保健健康増進等事業　リハビリテーション・機能訓練、口腔、栄養の一体的取組に関する調査研究事業報告書．　日本健康・栄養システム学会　2024.3.　https://www.j-ncm.com/wp-content/uploads/2024/05/r5-25-tebikisho-1.pdf

11. 医療・介護ＤＸ

　令和6年度の介護報酬改定では、医療・介護DX（Digital Transformation：デジタル・トランスフォーメーション）が急速に実装レベルに押し進められた。介護現場での生産性向上を促進する観点から、介護ロボットやICTなどのテクノロジーの活用に対し、「生産性向上推進体制加算（Ⅰ）」100単位／月および「生産性向上推進体制加算（Ⅱ）」10単位／月が新設された。

　「生産性向上推進体制加算（Ⅰ）」の要件としては、（Ⅱ）の要件を満たし、（Ⅱ）のデータによって業務改善の成果が確認されたことが求められる。見守り機器などのテクノロジーを複数導入していること、職員間の適切な役割分担（いわゆる介護助手の活用など）の取組みなどを行っていること、さらに、1年以内に1回、業務改善の取組みによる効果を示すデータを提供することが求められる。「（Ⅱ）の要件」としては、利用者の安全並びに介護サービスの質の確保および職員の負担軽減に資する方策を検討するための委員会を開催し、必要な安全対策を講じた上で、生産性向上ガイドラインに基づいた改善活動を継続的に行っていることが求められる。また、見守り機器等のテクノロジーを1つ以上導入していること、そして1年以内に1回、業務改善の取組による効果を示すデータを提供することが必要である。

　一体的取組においても、ICTやテレビ電話装置などの活用が求められており、各実務現場でのICTの活用体制の強化・充実が必要である。また、生成AIが日常業務に活用され、食事時の観察や声掛け、食事介助および配膳・下膳のためのロボットによる食堂巡回などが、日常的に現実味を帯びてきている。

第6章　一体的取組：令和6年度診療報酬・介護報酬同時改定
（障害福祉サービスを含めて）

　一方、一体的取組においては、各専門職がICT機器に個別に向かい、ルーチン作業に終始する「タコツボ状態」を何としても避けるべきである。担当者間の日常的なコミュニケーションを充実させること、利用者や家族と対面し寄り添って話を聴くこと、本人や家族の日常の変化に気づき、それを共有するプロセスを重視する必要がある。介護ロボットやICTによる効率性や生産性を追及しつつも、人と人との心が通じ合うサービスでありたい。一体的取組が医療・介護の連携のもとで、総合的かつ包括的なヒューマンサービスとして推進されることを願う。

　医療・介護DXは、これからの医療と介護の在り方を大きく変える可能性がある。デジタル技術の進化とそれに伴うシステムの整備が進むことで、より質の高い、効率的な医療・介護サービスが提供される未来が期待されている。

（宇田　淳）

12. 訪問栄養食事指導の充実にむけて

　訪問系サービスにおけるリハビリテーション・機能訓練、口腔、栄養の一体的取組は、今後の重要な課題である。しかし、管理栄養士の居宅療養管理指導の算定回数は、約１万回／月（令和４年６月）と低調である（第４章）。

　そこで、令和６年度介護報酬改定によって、在宅療養支援診療所及び在宅療養支援病院の施設基準に、訪問栄養食事指導体制の整備が明記された。また、管理栄養士による居宅療養管理指導の対象者は、通院が困難な利用者に加えて通所系サービスの利用者にも拡大され、さらに、急性憎悪時には一時的に頻回な訪問が可能になる等の充実が図られた。これにより、通所サービスにおける一体的取組は、管理栄養士による居宅療養管理指導と連携して、包括的かつ連続的に提供することが可能となった。地域包括ケアにおいて、訪問栄養食事指導を担う管理栄養士は、様々な関連サービスと連携協働して効果的、効率的に機能することができる（図 6.12）。

　厚生労働省第 8 次医療計画において、在宅医療について、「在宅療養患者の状態に応じた栄養管理を充実させるために、管理栄養士が配置されている在宅療養支援病院や栄養ケア・ステーション等の活用も含めた訪問栄養食事指導の体制整備が重要であり、その機能・役割について明確化する」とされた。訪問栄養食事指導を必要とする高齢者に対応できる管理栄養士を確保するため、当該第 8 次医療計画の見直しに向けて、地域の訪問栄養食事指導を強化・充実するための調査研究が進められている（研究代表者 榎裕美、令和 6・7 年度厚生労働科学研究、日本健康・栄養システム学会）。

（古賀　奈保子、谷中　景子、田中　裕美子）

第6章 一体的取組：令和6年度診療報酬・介護報酬同時改定
（障害福祉サービスを含めて）

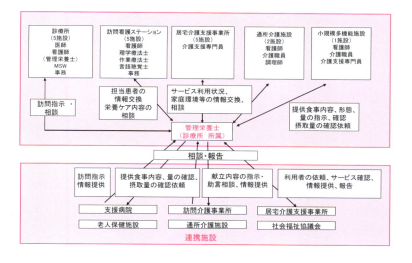

図 6.12 在宅訪問支援診療所における訪問栄養食事指導の連携例

（いばらき診療所）

参考） 訪問サービスにおける事例集：訪問栄養食事指導の今後のために．令和5年度老人保健健康増進等事業　リハビリテーション・機能訓練、口腔、栄養の一体的取組に関する調査研究事業報告書．日本健康・栄養システム学会　2024.3. https://www.j-ncm.com/wp-content/uploads/2024/05/r5-25-tebikisho-1.pdf

13. 一体的取組が人材育成を変える

　令和6年度診療報酬・介護報酬の同時改定における一体的取組は、人材育成のあり方を転換させるものになる。このような人材育成には、法人全体、関連組織、自治体及び養成機関の協力体制が必要とされる。人生100年時代における働き方改革が進むなか、専門職の採用とその育成がサービスの質の根幹であり、生産性向上の実現の鍵と言える。以下に、人材育成にあたって把握された課題（表6.13）をまとめた。

○多職種連携：他専門職の基礎用語やサービス内容を理解するためのレクチャー、症例検討（在宅復帰支援及び摂食嚥下障害、認知症、看取り等の困難事例等）及びグループワーク等

○地域の医療・介護療連携研修：関係者の顔の見える関係性：特に専門職と介護支援専門員との連携強化：お互いの顔を知りあって、どこで何をしているかを理解し合い繋がる仕組みづくり

○医療 DX（ Digital Transformation：デジタル・トランスフォーメーション）の実務への活用：

　・LIFE のデータ、フィードバック内容の理解や活用について、施設・事業所間での意見交換等

　・生成 AI、電子カルテ等の電子情報の実務への活用

○初任者の技能及び中核・管理人材のマネジメント能力向上：

　・個別のキャリアプランと研修との関係の見える化

　・個別に声をかけて寄り添う身近な先輩指導者の必要性

　・相互学習し気楽に意見交換できる学習風土の醸成

　・学会等が提供する臨床研修制度等の活用（第7章参照）

（杉山　みち子）

第6章　一体的取組：令和6年度診療報酬・介護報酬同時改定
（障害福祉サービスを含めて）

表6.13　一体的取組を推進するために必要な人材育成のあり方

介護保険施設	通所介護	通所リハ
栄養、口腔、リハビリテーションの多職種連携教育による養成・研修	多職種連携研修	一体的取組のための卒後研修：歯科衛生士に介護サービス、言語聴覚士や管理栄養士に介護・サービス技術及びコミュニケーション方法、理学療法士に、栄養・口腔と嚥性肺炎との関係
他職種の専門基礎の卒前教育。OJTで他職種による相互講義	若年専門職が症例検討により社会性やコミュニケーションを、その後在宅の実務を学び、専門職養成で施設や在宅を学ぶこと)	職能団体の合同研修
認知症や要介護高齢者とのコミュニケーション教育	在宅高齢者と信頼関係を築けるコミュニケーションや利用者・家族の本心を引き出す人間力の育成	調理師等と言語聴覚士への食形態用語の理解のための研修(オンデイマンド等)
一体的取組の多職種連携研修の義務付け	管理栄養士に口腔、嚥下等の教育。全専門職に利用者の全身状態や重複領域（口腔、栄養指導等）の相互教育。歯科衛生士、管理栄養士、歯科医師等に全身状態の学びを増やし、全人的・全身的に診ることの意識付け	おいしく食事を食べて元気で長生きという理念の共有と口腔・栄養の施設内多職種連携研修
急性期から在宅までの個別ニーズに応じた栄養管理ができる人材教育	新人介護職と専門職の双方的教育	一体的取組研修の要件化（年に数回必要）と加算による評価
新人・経験者の一体的取組継続研修	介護支援専門員に口腔、栄養サービスによる効果を教え、歯科衛生士には、基礎的研修	専門職が高齢者の低栄養改善の便益を理解する多職種連携研修
一体的取組の事例検討等に関する多職種連携研修	個別機能訓練士の教育体制・取組と同様に専門職間の共通教育	
専門職間の相談、コンサルテーション、ネットワークづくり	介護職への口腔ケア研修集会	

令和6年度介護報酬改定に向けた先進的事例集. 平成4年度老人保健健康増進等事業「リハビリテーション・機能訓練、口腔、栄養の一体的取組に関する調査研究事業」報告書. 日本健康・栄養システム学会. 2023.3. https://www.j-ncm.com/wp-content/uploads/2023/04/r4-rouken-56tebikisyo-2.pdf

14. 障害福祉サービスにおいて

　令和6年度診療報酬・介護報酬の同時改定とともに、障害福祉サービス等報酬改定が障害児者の通所系サービス(児童発達支援、放課後等デイサービス、生活介護、就労支援等)に対して行われた(表6.14)。障害者の通所系サービス(生活介護)に対し、通所サービス利用時に管理栄養士等との関わりがある障害者において、施設入所や障害区分の重症化の発生割合が低いことから、既に介護報酬の通所系サービスにおいて報酬評価されていた低栄養及び過栄養の栄養スクリーニング加算、栄養改善加算が新設された。また、食事提供体制加算の経過措置が令和9年3月31日まで延長され、算定要件に管理栄養士が作成または栄養面について確認した献立であること、利用者ごとの食事摂取量やBMIの把握・記録が追加された。

　障害児の通所系サービスには栄養ケア・マネジメントに関わる加算は導入されていないが、食事提供加算の経過措置が障害者同様に延長され、算定要件に障害児の特性、年齢、発達の程度、食事摂取状況、その他配慮すべき事項を踏まえた適切な食事の提供や、障害児ごとの身体状況や成長に関する事項の把握・記録、保護者への食事・栄養に関る相談援助を行うこと、管理栄養士が取組を行う場合には障害児の家族に対して研修会等や食事・栄養に関する情報提供を行うことが追加された。

　障害児者の多くは在宅で生活をしており、地域の在宅障害児者にとって身近な通いの場である通所サービスにおいて、支援専門員等と管理栄養士が連携して、在宅障害児者の栄養的課題に取り組み、障害児者の個々の目的や目標に則した栄養ケア・マネジメントによって

第6章　一体的取組：令和6年度診療報酬・介護報酬同時改定
（障害福祉サービスを含めて）

表 6.14　令和 6 年度障害福祉サービス等報酬改定（栄養関連）について

生活介護における栄養関連の新設加算の概要

	単位数	加算の要件・概要
栄養スクリーニング加算	5単位/回	利用開始及び利用中6月ごとに利用者の栄養状態について確認を行い、当該利用者の栄養状態に関する情報を、当該利用者を担当する相談支援専門員に提供した場合、1回につき所定単位数を加算する。
栄養改善加算	200単位/回	(1) 当該事業所の従業者として又は外部との連携により管理栄養士を1名以上配置していること。 (2) 利用者の栄養状態を利用開始時に把握し、管理栄養士等が共同して、利用者ごとの摂食・嚥下機能及び食形態にも配慮した栄養ケア計画を策定していること。 (3) 利用者ごとの栄養ケア計画に従い、必要に応じて当該利用者の居宅に訪問し、管理栄養士等が栄養改善サービスを行っているとともに、利用者の栄養状態を定期的に記録していること。 (4) 利用者ごとの栄養ケア計画の進捗状況を定期的に評価していること。

食事提供体制加算・食事提供加算の経過措置の概要

		単位数	加算の要件・概要
障害者	食事提供体制加算	通所系:30単位/日 短期入所、宿泊型自立訓練:48単位/日	【生活介護、短期入所、自立訓練（機能訓練・生活訓練）、就労選択支援、就労移行支援、就労継続支援A型、就労継続支援B型】 ① 管理栄養士又は栄養士が献立作成に関わること（外部委託可）又は、栄養ケア・ステーション若しくは保健所等の管理栄養士又は栄養士が栄養面について確認した献立であること ② 利用者ごとの摂食量を記録していること ③ 利用者ごとの体重やBMIを概ね6月に1回記録していること
障害児	食事提供加算（Ⅰ）（Ⅱ）	30単位/日:① 40単位/日:②	① 栄養士による助言・指導の下で取組を行う場合 ア 児童発達支援センターの調理室において調理された食事を提供していること。 イ 栄養士が食事の提供に係る献立を確認するとともに、障害児が健全に発育できるよう、障害児ごとに配慮すべき事項に応じて適切かつ効果的な食事提供の支援及び助言を行うこと。 ウ 障害児の障害特性、年齢、発達の程度、食事の摂取状況その他の障害児ごとの配慮すべき事項を踏まえた適切な食事提供を行うこと。 エ 提供した食事について、障害児ごとの摂取状況を把握し、記録を行うこと。 オ 定期的に障害児の身体の成長状況（身長・体重等）を把握し、記録を行うこと。 カ 食事に関する体験の提供その他の食育推進に関する取組を計画的に実施していること。例えば、行事食の提供や調理実習等を年間の予定に組み込み、定期的に実施することが考えられる。 キ 家族からの食事や栄養に関する相談等について対応すること。相談等の対応を行った場合は、当該対応を行った日時及び相談内容の要点に関する記録を行うこと。 ② 管理栄養士等による助言・指導の下で取組を行う場合 ア ①のアからキまでに規定を準用する。この亜場合において、①のイを「栄養士」から「管理栄養士」と読み替えて適用すること。 イ 年に1回以上、障害児の家族に対して、食事や栄養に関する研修会等を開催し、食事に関する情報提供を行うこと。

出典:厚生労働省「令和6年度障害福祉サービス等報酬改定の概要」「児童福祉法に基づく指定通所支援及び基準該当通所支援に要する費用の額の算定に関する基準等の制定に伴う実施上の留意事項について」を基に作成

発達支援や生活支援ができることは意義深い（図 6.14）。今後リハビリテーション・機能訓練、口腔、栄養の一体的取組が在宅障害児者の生活支援の一環として導入されることになれば、食べる楽しみ支援の充実と共に早期の栄養介入による栄養的課題の把握・改善が期待できる。

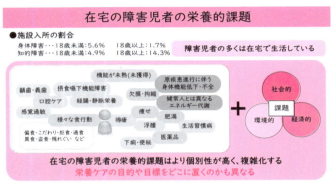

図 6.14　在宅の障害児者の栄養的課題

しかし、現段階では今回新設・改定された加算の目的を全うできるような栄養ケア・マネジメントは十分に浸透していない。何より障害児者の栄養ケア・マネジメントを担える管理栄養士の育成が大きな課題である（第7章参照）。医療の進歩は障害児者の増加をも同時に招いている。このような現状の中、日本健康・栄養システム学会が育成している臨床栄養師においては、それまでの臨床や介護での経験を生かして障害児者の栄養ケア・マネジメントに携わるケースも出てきている。障害児者に対する研修の場としても、当該学会の臨床栄養師制度を活用することができる。障害があっても、食べる楽しみやより良い生活を支援するために、栄養ケア・マネジメントが果たす役割は大きいと考える。

（片岡　陽子）

第6章　一体的取組：令和6年度診療報酬・介護報酬同時改定
（障害福祉サービスを含めて）

15.　低栄養のリスク評価について

　令和 6 年度診療報酬改定における入院料通則の改定において、管理栄養士をはじめとして医師、看護師等が共同して栄養管理を行う体制を整備し、あらかじめ栄養管理手順（標準的な栄養スクリーニングを含む栄養状態の評価、栄養管理計画、退院時を含む定期的な評価等）を作成することとされた。この場合、低栄養の標準的な評価として、GLIM(Global Leadership Initiative on Malnutrition) 基準の活用が望ましいとされた（図 6.15a）。GLIM 基準は 2018 年に欧州、北米、アジア及び南米等の経腸静脈栄養関係の学会により策定された。GLIM 基準について図 6.15b に示す。

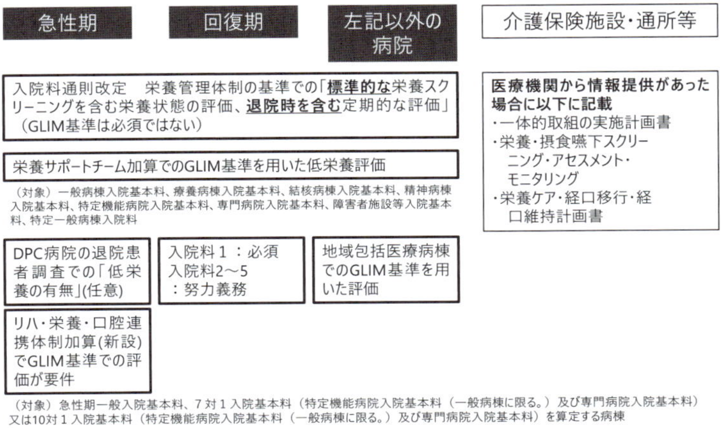

図 6.15a　令和 6 年度診療報酬改定による栄養管理体制の整備：標準的な栄養スクリーニングによる低栄養のリスク評価

平成 17 年度介護報酬改定での栄養マネジメント加算の新設に関わった研究班においては、低栄養のスクリーニングには、医療機関及び地域栄養活動において国際的に広く活用されていた G.L. Blackburn の低栄養リスクの評価項目をもとに検討が行われた (第 1 章)。当時の論点は、医師が身近にいない、あるいは検査データがない状況でも、低栄養状態のリスクが管理栄養士等による栄養スクリーニングによって簡便に大まかに把握された後に栄養アセスメントや栄養ケア計画に繋げられること、栄養スクリーニングは低栄養状態のリスクを大まかに分類するものの、その後の個別の身体状況や栄養状態を考慮したアセスメント結果を踏まえたチームによる検討が重要とされ、個別の栄養ケア計画は施設入所高齢者全員に作成されることであった。

　介護及び障害福祉等のサービスにおいて、医療機関から情報提供された GLIM 基準の有効活用が必要とさている。通所や訪問系サービスで栄養スクリーニングが進んでいない実情を含めて今後の栄養スクリーニングのあり方については慎重な検討が必要とされる。

(田中　裕美子、杉山　みち子)

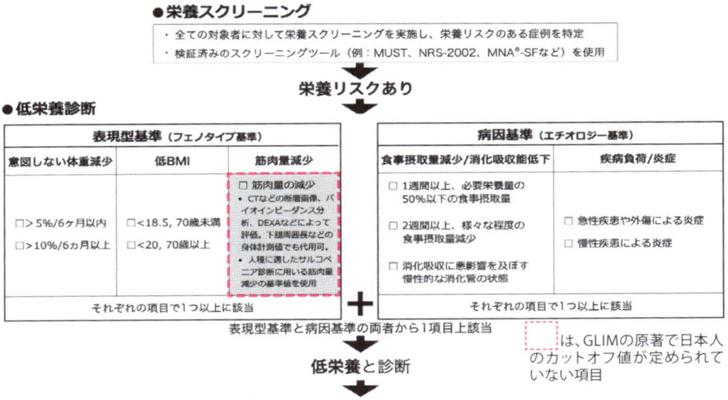

第6章　一体的取組：令和6年度診療報酬・介護報酬同時改定
（障害福祉サービスを含めて）

●栄養スクリーニング

- 全ての対象者に対して栄養スクリーニングを実施し、栄養リスクのある症例を特定
- 検証済みのスクリーニングツール（例：MUST、NRS-2002、MNA®-SFなど）を使用

栄養リスクあり

●低栄養診断

表現型基準（フェノタイプ基準）		
意図しない体重減少	低BMI	筋肉量減少
□＞5%/6ヶ月以内 □＞10%/6ヶ月以上	□＜18.5, 70歳未満 □＜20, 70歳以上	□ 筋肉量の減少 ・CTなどの画像検査、バイオインピーダンス分析、DEXAなどによって評価。下腿周囲長などの身体計測値でも代用可。 ・人種に適したサルコペニア診断に用いる筋肉量減少の基準値を使用
それぞれの項目で1つ以上に該当		

病因基準（エチオロジー基準）	
食事摂取量減少/消化吸収能低下	疾病負荷/炎症
□ 1週間以上、必要栄養量の50%以下での食事摂取 □ 2週間以上、様々な程度の食事摂取量減少 □ 消化吸収に悪影響を及ぼす慢性的な消化管の状態	□ 急性疾患や外傷による炎症 □ 慢性疾患による炎症
それぞれの項目で1つ以上に該当	

＋

表現型基準と病因基準の両者から1項目以上該当

低栄養と診断

┆┄┄┆は、GLIMの原書で日本人のカットオフ値が定められていない項目

＜重症度判定＞

重症度	表現型		
	体重減少	低BMI	筋肉量減少
ステージ1 中等度の 低栄養	5～10%：過去6か月以内 10～20%：過去6か月以上	＜20：70歳未満 ＜22：70歳以上 アジア ＜18.5：70歳未満 ＜20：70歳未満	軽度～中等度の減少
ステージ2 重度の 低栄養	＞10%：過去6か月以内 ＞20%：過去6か月以上	＜18.5：70歳未満 ＜20：70歳未満 アジア 基準未設定	重大な減少

注）臨床現場で、筋肉量減少を測定し定義する最善の方法についてはコンセンサスなし。DXA、CT、BIAを推奨するが、機器が調達できない場合は、上腕筋周囲長や下腿周囲長など身体計測値での評価も可。

注）病因に基づく診断分類
　　慢性疾患で炎症を伴う低栄養
　　急性期疾患あるいは外傷による高度の炎症を伴う低栄養
　　炎症はわずか、あるいは認めない慢性疾患による低栄養
　　炎症はなく飢餓による低栄養（社会経済的や環境要因による食糧不足に起因）
　　消化管狭窄、短腸症候群などによる摂取障害や吸収障害

図 6.15b　GLIM 基準による低栄養リスク評価

参考）一般社団法人 日本栄養治療学会　図 GLIM 基準による低栄養診断のプロセス 2024 年 3 月 22 日改訂版 https://www.jspen.or.jp/glim/glim_overview

人生 100 年時代の
栄養ケア・マネジメントに向けて

　1995(平成7)年から栄養ケア・マネジメントに関する研究が開始され30年余、2005(平成17)年に介護報酬に栄養ケア・マネジメントがはじめて導入されて20年余になる。

　2024(令和6)年度の診療報酬・介護報酬の同時改定に至るまでの数々の報酬改定によって、栄養ケア・マネジメントは介護保険施設から医療機関、通所及び訪問系サービスへ、そして高齢者から小児、障害児者へと伸展した。一方で病棟や施設の栄養ケア・マネジメントを担う管理栄養士の配置数が強化され、栄養サポートチームや一体的取組等のチームの機能が充実した。かつては厨房にいた管理栄養士は、今や医療・介護等のチームに欠かせないメンバーである。

　さらに、2022(令和4)年度改定の医学教育モデル・コア・カリキュラム＜患者情報の統合、分析と表化、診療計画＞に栄養ケア・マネジメントが入って、栄養ケア・マネジメントを学んだ医師が養成されようとしている。2023(令和5)年度医療法施行規則の改定により、医療従事者に管理栄養士・栄養士が追加され、医療機能情報提供制度によって医療機関から管理栄養士・栄養士の配置人数が自治体に報告され、医療機関の管理栄養士の配置状況が一目瞭然となった。しかし、文部科学省高等教育局医学教育課では管理栄養士が未だ所管されていない。

　今後、医療・介護及び障害福祉等サービスにおける管理栄養士の確保の推進と管理栄養士のプロフェッショナリズムの醸成が緊急の課題と言える。この20年余の栄養ケア・マネジメントの変革期を乗り超えたリーダー達には、次世代に栄養ケア・マネジメントを通じたキャリアアップが個人の自己実現や人生の価値に繋がることを語り継ぎ、人生100年時代のプロフェッショナリズムというものを体現し続けてほしいものである。　　　　　　　　（杉山記）

第7章

人材の育成

1．栄養専門職の養成と栄養改善の歴史

　栄養専門職の養成は、大正 14 年佐伯博士の私費による栄養学校創設から始まるが、当該卒業生の身分に法的根拠はなかった（表 7.1）。昭和 20 年第二次世界大戦終結直後、栄養士規則により 14 か所の栄養士養成施設が設置された。昭和 22 年には、栄養士法制定により 18 か所の栄養士養成施設が厚生省に指定され、昭和 25 年に、病院の完全給食制度が設置され、指定栄養士養成施設の修業年限 2 年以上とされ、昭和 37 年栄養士法改正により上級資格として修行年数 3 年以上の管理栄養士制度が創設されたが、無試験での資格取得であった。昭和 60 年 4 年生大学卒業後の国家試験（一部免除）が導入され、平成 12 年当該一部免除が廃止された。

　平成 14 年の新カリキュラム改正は、平成 7 ～ 10 年厚生省「高齢者の栄養管理サービスに関する研究」、平成 9 年厚生省「21 世紀の管理栄養士あり方検討会」、平成 13 年厚生省管理栄養士養成カリキュラム等に関する検討会等を経て同年栄養士法一部改訂による管理栄養士の傷病者に対する療養のための必要な指導への位置付けが行われた。

　新カリキュラムは、臨床栄養や栄養ケア・マネジメントが重視され、管理栄養士の養成は、従来の給食や献立作成を中心としたものから医療・介護等のチームを担う栄養専門職の養成へと大きく転換した。しかし、臨地実習時間は未だ 180 時間と少ない。また、文部科学省における医療関係技術者養成の対象として位置づけられていない。

（杉山　みち子）

第7章　人材の育成

表7.1　第2次世界大戦後の栄養改善は病院給食の改善の歴史

1947（昭和22年）　栄養士法制定

1950（昭和25年）　病院の完全給食制度

1962（昭和37年）　管理栄養士制度創設

1980年代　　　　病院給食及び治療食（腎臓、肝臓、糖尿、貧血、高脂血症、痛風食等）の診療報酬払い。給食の外部委託は原則禁止（解禁1987年）

1985（昭和60年）管理栄養士国家試験制度の創設：管理栄養士は必要栄養量を計算して献立に反映、病院給食では栄養素とエネルギー量に着目

1987（昭和62年）厚生省国民医療総合対策本部中間報告病院給食の改善（給食に対する患者の不満を解消し、患者がおいしく食べられる食事の提供のため、適時、適温での給食提供、複数メニューの提供、病院給食の外部委託化。病院内の食堂における食事を推奨等。

1990年代　　　　臨床栄養師に対する議論

1995〜1998（平成7〜10年）
　　　　　　　　厚生省「高齢者の栄養管理サービスに関する研究」

1997（平成 9 年）厚生省「21世紀の管理栄養士あり方検討会」

2001（平成13年）厚生省管理栄養士養成カリキュラム等に関する検討会

2001（平成13年）栄養士法一部改訂による管理栄養士の傷病者に対する療養のための必要な指導への位置付け

2002（平成14年）　新カリキュラムによる管理栄養士養成

2010（平成22年）　管理栄養士国家試験出題基準（ガイドライン）改定

2023（令和5年）　管理栄養士国家試験出題基準（ガイドライン）改定

2. 栄養ケア・マネジメントと臨床栄養師

　平成 17 年 10 月に介護報酬に栄養マネジメント加算が、平成 18 年 4 月に入院基本料に栄養管理実施加算が新設されると、栄養ケア・マネジメントの担う管理栄養士の育成は急務となった。

　日本健康・栄養システム学会は、平成 14 年度から栄養ケア・マネジメントを担う管理栄養士を育成するために、NCM リーダー研修に取り組んでいた。当該研修の修了生が、今日、地域の主要病院や施設の管理者、養成大学の教員として後進の育成を精力的に展開している。本学会は、この体制を強化・整備して平成 18 年度から座学 100 時間と当時の米国登録栄養士の要件であった 900 時間の臨床研修から構成する臨床栄養師研修を開始し今日に至っている。座学の WEB 対応もしており、初任者、大学院生や教員の実務経験、リスキリング（学び直し）やマネジメントの学びに最適である（図 7.2）。

　臨床栄養師研修制度の作成には、平成 5 年から数回にわたり視察した米国のミネソタ大学、オハイオ大学、バージニア大学、スタンフォード大学等の登録栄養士の養成が組み込まれた大学院修士課程及びその付属病院の臨床栄養部門を視察した成果が反映された。また、育成したい臨床栄養師像は、米国の病院、施設、在宅チームの一員として活発にカンファレンスで提案・勧告し、生き生きと活動する臨床栄養のプロフェショナル達だった。

　臨床栄養師研修カリキュラムは、栄養サポートチームの加算要件である指定研修も組み込まれており、令和 6 年 8 月までの資格取得者は 318 名であり、その研修施設は全国 337 か所になった。

（杉山　みち子）

第7章 人材の育成

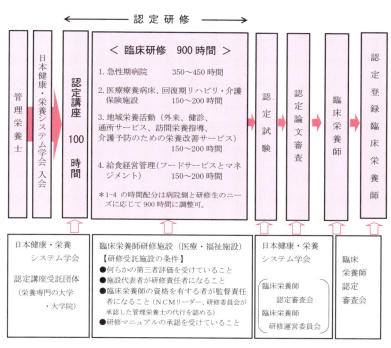

〇臨床栄養師の定義
人間栄養学に基づいた臨床栄養の知識、技術及びマネジメント能力を習得し、栄養ケア・マネジメントの質の向上に努めることのできる能力を有している管理栄養士である。

〇備えるべき6つの能力
① 臨床栄養師としての理念、使命感を備える
② 専門職チームメンバーとして、連携の取れた業務活動ができる
③ 栄養ケア・マネジメントの業務活動ができる
④ 栄養ケア・マネジメントの業務活動上の問題を明確にし、解決策を提示できる
⑤ リーダーとなれるマネジメント能力を備える
⑥ 積極的に自己学習できる

(臨床栄養師資格認定規則第3条より)

図 7.2　臨床栄養師制度　(日本健康・栄養システム学会)
https://j-ncm.com/dietarymanagertraining/#

3. 今、必要とされる臨床栄養師

わが国の栄養ケア・マネジメントは、報酬制度におけるこの 15 年間の変革に伴い、深くまた広く進展した。そのため、栄養ケア・マネジメントを担う管理栄養士の質の向上を目指したリカレント教育や大学院修士レベルの教育が益々重要性を増している（表 7.3）。

米国栄養士会は、2024 年には、登録栄養士を大学院修士レベル以上とし、1,000 時間のインターン研修（臨地実習）を導入した。この理由は、チームの他専門職の資格レベルが大学院修了以上であること、チームの援助者から脱してリーダーになること、論文著者となること、さらに、大学院修了者の雇用が 10 年間 20% 増大し、学部卒の給料は他の専門職（医師以外）に比べ 40 〜 45% 低いが、修士修了者は 1 年間 5,000 ドル増大することをあげている。

日本健康・栄養システム学会の臨床栄養師研修に参加する大学院生や大学院修了生は年々増えており、学生は、修士課程の特別研究を遂行し、かつ 900 時間の臨床研修を大学院連携病院等や学会がマッチングした病院・施設において修了できる。各大学院においては、社会人入学制度も整備されてきた。今後は、国際的に認知された修士の学位を取得した栄養の高度専門職を育成することを真剣に検討すべきである。

病院、施設、居宅サービスの栄養ケア・マネジメントは極めて高度な実務能力とマネジメント能力を必要とし、また、地域の管理栄養士をスーパーバイズするリーダーが必要とされる。栄養ケア・マネジメントにおける質の向上と人材育成は一体である。

（杉山　みち子）

第7章　人材の育成

表 7.3　高度専門職大学院の体制：従来の修士課程と専門職学位課程の比較

	従来の修士課程	専門職学位課程（家政学系）の例
目的	・研究者の養成 ・高度専門職業人の養成が相当の比重を持って行われる場合も同時に研究者養成も重要な役割として位置づけられている。	高度で専門的な職業能力を有する人材養成
標準修業年限	2 年〔優れた業績の場合に 1 年も可能〕	2 年（課程によって 1 年も認められる）
修了要件	30 単位以上かつ研究指導による修士論文作成が必須	30 単位以上（研究指導による修士論文の作成は必須ではない）
必要専任教員数	研究指導教員数 4 名以上、研究指導補助教員数と合わせて 6 名以上	研究指導教員数の 1.5 倍、指導教員補助教員数を合わせて 8 名、うち 3 割以上は実務家教員
授業方法	講義、演習（座学）及び研究指導	実践的教育のための事例研究・現地調査・討論、質疑応答、実習等を重視すること（産業界等と連携して編成し、職業を取り巻く状況を踏まえた科目開発と見直しを実施すること）
学位	修士（○○学）	○○修士（専門職）
協議会の設置	—	教育課程連携協議会の設置
認証評価	7 年に 1 回、文部科学大臣の認定を受けた認証評価団体が大学全体（大学院を含む）の評価を実施	5 年に 1 回、教育課程や教員組織等の教育研究活動の状況について文部科学大臣の認定を受けた認証評価団体が評価を実施
共同教育課程の編成	可	可
博士課程との接続	博士課程に入学可	専門職大学院の博士課程の設置可 修了者は博士課程に入学可

（文部科学省　大学院における高度専門職業人養成について〔答申〕（平成 14 年 8 月 5 日）、文部科学省告示　専門職大学院に関し必要な事項について定める件（平成 15 年 3 月 31 日より）

4. これからの栄養ケア・マネジメント

　わが国において、栄養ケア・マネジメントを担う管理栄養士の必要数について、厚生労働省による令和7年の病床数・利用者数の推計と管理栄養士の現配置数をもとに、50床当たり1名として推算してみた（表7.4）。令和7年の管理栄養士数は、病院は現状維持、介護保険施設が約2倍に、居宅サービスや在宅介護の現状数が不明だが、令和7年に、合計10万人以上と膨大な人数になる。

　一方、令和3年度の介護報酬改定は、栄養ケア・マネジメントを担う管理栄養士の配置数が強化され、サービスの質の向上に取り組むことが要件とされたことは、今後の病院、施設、在宅及び障害福祉等のサービスにおける栄養ケア・マネジメントの体制や取組みの方向性を示している（図7.4）。

　栄養ケア・マネジメントを担う管理栄養士に求めたい能力は、栄養・食事のプロフェショナルとしての情熱のもと、

○重症化予防からターミナルまでの個別栄養ケアの実務能力

○個別の生活において「食べる楽しみ」を支える視点もち、専門的知識・技能、論理的な思考力、判断力により課題把握と問題解決できるマネジメント能力

○成果を評価し、その見える化を行い、情報発信できる能力

○あらゆる社会資源を活用し、多様な関係者と連携協力し問題解決の仕組みづくりをし、分野横断的な展開できる能力

○高齢化社会が到来する国際社会にグローバルな視点をもって貢献できる能力、である。

（杉山　みち子）

表 7.4　2025 年の病床数・利用者と管理栄養士
（病床数、利用者数；厚生労働省資料より改変）

	平成 25 年 (2013 年)(万床)	令和 7 年 (2025 年)(万床)	管理栄養士(人)： 1人/50床(人)として (現配置数)
高度急性期	19.1	13.0	2,600
急性期	58.1	40.1	8,020
回復期	11.0	37.5	7,500
慢性期	32.5	24.2 〜 28.5	4,840 〜 5,700
合計	123.4	115 〜 119	23,000 〜 23,800 (22,429)
介護保険施設		133（万人）	26,600（11,448）
居宅系サービス		62（万人）	12,400
在宅介護		463（万人）	92,600

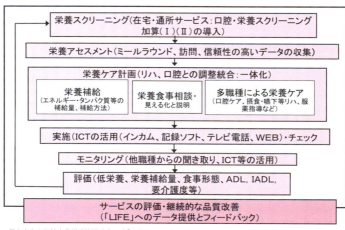

厚生省老人保健事業推進等補助金研究「高齢者の栄養管理サービスに関する研究報告書」1997をもとに改変

図 7.4　栄養ケア・マネジメントの基本的構造：
（令和 3 年介護報酬改定等による新たな体制や機能）

日本健康・栄養システム学会　臨床栄養師研修制度関係者

代表理事：　三浦公嗣　　　　平成 31 年〜
　　　　　　板倉弘重　　　　平成 25 〜 30 年
　　　　　　故武藤泰敏　　　平成 20 〜 24 年
　　　　　　故細谷憲政　　　平成 16 〜 19 年

認定審査会会長　　深柄和彦　　東京大学教授　　　　　　令和 3 年〜
　　　　　　　　　下門顕太郎　前東京医科歯科大学教授　平成 29 〜令和 2 年
　　　　　　　　　故井形昭弘　前名古屋学芸大学学長　　平成 12 〜 28 年

臨床栄養師研修委員会
　委員長：加藤昌彦　　椙山女学園大学教授　　　　　　令和 3 年〜現在
　　　　　田中　明　　女子栄養大学教授　　　　　　　平成 24 〜令和 3 年
　　　　　下門顕太郎　前東京医科歯科大学教授　　　　平成 20 〜 23 年
　　　　　松田　朗　　前国立医療・病院管理研究所所長　平成 18 〜 19 年
　施設研修委員長：　　竹田　秀　　竹田総合病院理事長
　NST 研修委員長：　　加藤昌彦　　同上

　臨床研修委員会委員（上記以外、令和 3 年 12 月現在）
　　合田敏尚　　静岡県立大学特任教授（大学院部会）
　　西連地利己　独協医科大学教授
　　杉山みち子　学会専務理事（運営）
　　須永美幸　　聖徳大学特任教授（継続研修）
　　高田和子　　東京農業大学教授
　　田中和美　　神奈川県立保健福祉大学教授（研修施設）
　　堤ちはる　　相模女子大学特任教授（教務）
　　早渕仁美　　学会理事
　　藤谷朝実　　学会理事（運営）
　　矢野目英樹　相澤病院栄養科科長（臨床栄養師会会長）

事務局長：小山秀夫　兵庫県立大学特任教授

（令和 6 年 4 月現在）

第7章　人材の育成

 プロフェショナルの育成

　栄養ケア・マネジメントを担うプロフェショナルの育成には手間と時間がかかる。日本健康・栄養システム学会が臨床栄養師制度をつくり、続けるのに多くの人たちが尽力した（平成18年より現在に至る）。

　臨床栄養師に関しての米国の視察・研修、討議については、当時の米国栄養士会教育部長のC. R. Gallagher-Allred博士、ASPENのNSTコア・カリキュラムの編著者であるE. P. Shronts先生、米国栄養士会研究部長で栄養診断用語やNCP開発啓発責任者であるE. Myer博士などの皆様に多大なご協力をいただいた。当学会の須永美幸氏や星野和子氏、松本奈々氏による著名な州立大学付属病院での6カ月間体験研修も行われた。このようにして、臨床栄養師研修制度の核となる900時間臨床研修がつくられた。この大学院連携を活用して修士や博士の学位と実務経験を持った臨床栄養師が育ってきた。しかし、栄養の高度専門職を育成する大学院修士コースの設置には至っていない。

　一方、臨床研修施設の臨床栄養師は他施設に勤務する管理栄養士や大学院生等を受け入れて熱心に個別指導をしてきた。栄養ケア・マネジメントの質を高めるためには、人材育成の目標を高く掲げ継続することだからだ。そして、理念とパッションを秘めた実務指導者のもとで、次世代の優れたプロフェッショナルが育成されてきている。管理栄養士の養成大学や大学院はこのような実務家による人材育成を支援する場に変貌しつつある。　（杉山記）

おわりに

　本書は、四半世紀にわたる栄養ケア・マネジメントを実装する全過程を記録した歴史解説書ともいえます。「実装」という言葉は、インプリメンテーション（implementation）の訳語で、システムや機能を実現させるための具体的かつ科学的根拠に基づいた装備や方法の総称と理解できます。実際に機能する頑強なシステムを構築するためには、根拠を示し、様々なトライ＆エラーを繰り返し、原型を作り実装化のために改良を重ねる過程が必要です。振り返ればたやすいことであったかも知れませんが、開発過程では暗中模索、試行錯誤の繰り返しで、予定通りに進められることの方が少ないものです。

　イノベーションでは創造的破壊と新しい結合が重要視されますが、既得権益を破壊しないと新しい結合は生まれにくいわけです。そのため、新しい試みは、多くの場合、抵抗勢力からの批判にさらされます。現状維持が最高と考える人々は決して少なくありませんし、制度や仕組みをシステムと考えると、システム自体が動いている限り、システムを維持するために保守的であり続けるものだと考えることもできます。

　栄養ケア・マネジメントに関する研究は、平成7年厚生労働省老人保健事業推進等補助金「高齢者の栄養管理サービスに関する研究」（主任研究者松田朗、分担研究者小山秀夫・杉山みち子）から始まりました。それは、ほんのわずかな研究費の配分を受けてはじめられたごく小規模のプロジェクトでした。

おわりに

　この研究は、当時の厚生省の試験研究機関である国立医療・病院管理研究所（現在：国立保健医療科学院）の医療経済部において、医療・介護マネジメントと栄養学の2つの研究領域による共同研究が成立したからこそ、ケアを要する高齢者の低栄養の問題が明白となり、低栄養の解決のために個別の栄養ケアをマネジメントとしてシステム化することができました。当該医療経済部は、介護保険制度の創設に向けて要介護度判定のシステムを開発するという緊急かつ重要課題について、当時厚生省高齢者介護対策本部の三浦公嗣氏（前厚生労働省老健局長、現日本健康・栄養システム学会代表理事）が担当者として、筒井孝子氏（現兵庫県立大学教授）、当時大学院生であった東野定律氏（現静岡県立大学教授）などにより昼夜兼行で取り組んでいました。この国立医療・病院管理研究所内のプロジェクトのマネジメントを担当したのが当時医療経済部長であった小山秀夫（兵庫県立大学特任教授）です。

　その後、介護保険制度は平成12年に施行されますが、高齢者の栄養ケア・マネジメントは報酬化までには至りませんでした。そこで、栄養ケア・マネジメントは、まず、管理栄養士養成の新カリキュラムとして位置づけられて教育として全国的に進みます。

　この新カリキュラムの導入は、医療やケアチームの一翼を担える管理栄養士の全国的な育成をめざした画期的な教育改革でした。しかし、管理栄養士の養成は、農学や家政学を母体とする研究者による教育体制でしたから、栄養ケア・マネジメントを経験している実務家教員がいない、まして大学院教育を担える博士の学位をもつ実務家教員がい

201

ない、研究テーマは従来どおり食品分析や動物研究であって臨床研究がされない、学生は条件のよい食品関係の上場企業を選択する傾向もありました。結局のところ、いくつかの養成施設を除けば管理栄養士の養成の本質は革新されることなく長年継続してきたという側面を指摘できるかもしれません。

　このような状況において日本健康・栄養システム学会は、栄養ケア・マネジメントを担う臨床栄養師を育成するという目標を掲げて、米国の登録栄養士の教育制度のインターン研修900時間を取り入れた臨床栄養師制度を平成18年から開始しました。学会関連者による「決してあきらめない」という地道な努力によって、320名程度の臨床栄養師が医療・介護等や教育の分野で活躍するようになりました。これらの臨床栄養師には、大学院生やその修了生である若手教育者の管理栄養士が少しずつ増えています。

　一方、介護報酬における栄養ケア・マネジメントの関連加算は本書で説明しているように、「令和3年度介護報酬改定」や「令和2年度診療報酬改定」によって着実に深く広く医療介護サービスに浸透してきました。「令和4年度診療報酬改定」に係わる栄養関係の早期栄養介入管理加算の見直し、周術期の栄養管理の推進については本学会の三浦代表理事のもとでの戦略的チームによる提案書が寄与しています。「令和6年度診療報酬・介護報酬の同時改定」は、障害福祉サービスの報酬改定も行われたことからトリプル改定とも言われます。この改定に対しても本学会の三浦公嗣代表理事のもとで、戦略的チームによ

おわりに

る多くの提案が行われて報酬の新設や見直しに寄与しました。特に、診療報酬・介護報酬にまさに同時に新設されたリハビリテーション、栄養、口腔の一体的取組に係わる報酬については、本学会による2年間の研究成果が大いに寄与しています。この研究成果から作成された手引書は学会ホームページに掲載されておりますので、ぜひ活用してください。今日、介護や医療サービスにおいて大規模データが収集され、ICTを活用したネットワークの構築が推進されるなか、根拠に基づく報酬改定に関する議論は、今後ともエビデンスを積み重ね、さらに白熱したものとなるのでしょう。

　その一方で、ヒューマンサービスの根幹になる、人の尊厳を重視し、自己実現をめざした栄養ケア・マネジメントにおける「食べる楽しみ」のための支援の充実というスローガンは、今後も高く掲げられるべきです。また、大規模データからは把握されにくい栄養・食事に関わる問題、これらは常に実務の現場にこそあり、その問題に気づき、客観的に掘り下げて見える化し、問題解決のためのシステムづくりや制度化に向けて真摯に取り組む調査研究チームを育成し、戦略的な継続した取り組みができる体制の必要性を常に確保することが必要です。

　本書は、介護・医療や障害福祉サービスに係る関連者や管理栄養士、その教育にあたる皆様に、お読み頂きたいと杉山みち子氏が全力を傾けて編集された初版を改定したものですので、全体を通じでお読みいただけると栄養ケア・マネジメントの全体像が把握頂けると思います。もちろん、興味のあるところをお目通し頂くことにより、栄養に関す

203

るイシューがご理解いただけるのではないかと考えられます。

　健康や医療、介護や福祉の分野での制度実装は、きわめて広範な研究対象に対して経年的な調査や関連情報の収集、行政機関等の協力、そして病院などの医療機関、老人保健施設や特別養護老人ホームなどの介護保険施設や介護保険事業所の協力と共同作業が不可欠です。

　これらの協力と努力は、多くの場合、現場からの研究に対する支持と研究分析業務にあたる研究者の情熱によって形づくられるものです。もし、問題が存在することを見逃したり、原因を追究しなかったり、あるいは諸般の事情で改善に躊躇すれば、永遠に問題解決できない恐れが生じますので注意が必要です。この意味では、各現場は常に問題発見の場であり、調査研究は現場からの問題を調査研究し問題解決方法について検討を深める過程であり、教育研修は様々な知見を根拠とした科学技術体系の質の担保を担うものであると考えられます。

　最後に、日本健康・栄養システム学会員、同臨床栄養師及び事務局の皆様、厚生労働省栄養指導室清野富久江前室長他関連の管理栄養士の皆様、長年にわたる研究事業の共同研究者の皆様に心よりの謝意を表します。

　　　　　日本健康・栄養システム学会事務局長　　小山　秀夫

　　　　　　　　　　　　　　　　　　　　　　（兵庫県立大学特任教授）

報告書等一覧

　本著に関連する報告書は、以下の日本健康・栄養システム学会による厚生労働省老人保健増進等事業（老人保健事業等補助金）によもので、学会Hp：https://j-ncm.com/ourresearch/ に掲載されています。

○令和5年度
令和5年度老人保健健康増進等事業 老人保健事業推進費等補助金
リハビリテーション・機能訓練、口腔、栄養の 一体的取組に関する調査研究事業
　報告書、日本健康・栄養システム学会， 全294頁， 2024.3
令和5年度老人保健健康増進等事業 老人保健事業推進費等補助金
通所事業所における口腔・栄養関連サービスに関する調査研究事業報告書,日本健
　康・栄養システム学会， 全105頁,2024.3
○令和4年度
令和4年度老人保健健康増進等事業 老人保健事業推進費等補助金
リハビリテーション・機能訓練、口腔、栄養の 一体的取組に関する調査研究事業
　報告書、日本健康・栄養システム学会,全343頁, 2023.3
令和5年度老人保健健康増進等事業 老人保健事業推進費等補助金
通所事業所における口腔・栄養関連サービスに関する調査研究事業報告書,日本健
　康・栄養システム学会， 全104頁, 2023 .3
令和3年度老人保健健康増進等事業 老人保健事業推進費等補助金
介護保険施設等における栄養ケア・マネジメントの実態に関する調査研究事業報
　告書,日本健康・栄養システム学会， 全227頁， 2022.3
令和3年度障害者総合福祉推進事業
障害特性を踏まえた栄養ケア・マネジメントの実務のあり方に関する調査研究事
　業報告書、日本健康・栄養システム学会,全142頁,2022.3
○令和2年度老人保健健康増進等事業（老人保健事業等補助金）
認知症対応型共同生活介護における栄養管理の在り方に関する調査研究報告書.
　日本健康・栄養システム学会， 全127頁， 2021.3.
○令和元年度老人保健健康増進等事業（老人保健事業費等補助金）

介護保険施設における効果的・効率的な栄養ケア・マネジメント及び医療施設との栄養連携の推進に関する調査研究事業報告書、全208頁，2020.3.
○令和元年度老人保健健康増進等事業（老人保健事業費等補助金）
リハビリテーションを行う通所事業所における栄養管理の在り方に関する調査研究事業報告書，全71頁，2020.3.
○平成30年度老人保健健康増進等事業（老人保健事業費等補助金）
リハビリテーションを行う通所事業所における栄養管理のあり方に関する調査研究事業報告書，全331頁，2019.3.
○平成29年度老人保健健康増進等事業（老人保健事業費等補助金）
認知症対応型共同生活介護における栄養管理のあり方に関する調査研究事業報告書．日本健康・栄養システム学会，全114頁，2018.3.
○平成28年度老人保健健康増進等事業（老人保健事業費等補助金）
介護保険施設における重点的な栄養ケア・マネジメントのあり方に関する調査研究事業報告書．日本健康・栄養システム学会．全178頁，2017.3.
○平成26年度老人保健健康増進等事業（老人保健事業費等補助金）
施設入所・退所者の経口維持のための栄養管理・口腔管理体制の整備とあり方に関する調査研究事業報告書．日本健康・栄養システム学会，全242頁，2016.3.
○平成25年度老人保健健康増進等事業（老人保健事業等補助金）
施設入居者に対する栄養管理，口腔機能のあり方に関する調査研究事業報告書．日本健康・栄養システム学会，全176頁，2014.3.
○平成24年度老人保健健康増進等事業（老人保健事業等補助金）
居宅療養管理指導のあり方に関する調査研究事業報告書．日本健康・栄養システム学会，全106頁，2013.3.
○平成23年度老人保健健康増進等事業（老人保健事業等補助金）
在宅高齢者に対する効果的な栄養・食事サービスの確保等に関する調査研究事業報告書．日本健康・栄養システム学会，全252頁，2012.3.
○平成22年度老人保健健康増進等事業（老人保健事業等補助金）
高齢者の食べることを支援する効果的な栄養・食事サービスの確保等に関する調査研究報告書．日本健康・栄養システム学会，全148頁，2011.3.
○平成20年度老人保健事業健康増進等事業（老人保健事業等補助金）
介護予防における「栄養改善」の推進に関する総合的研究：地域支援事業におけ

報告書等一覧

る栄養改善プログラムの評価・モニタリングのためのデータベース開発. 健康・栄養システム学会. 地域支援事業：マニュアル46頁，栄養プログラム評価，予防給付「栄養改善」推進のための情報システムの開発報告書. 日本健康・栄養システム学会，全52頁，2010.3.
○平成16年度老人保健健康増進等事業（老人保健事業費等補助金）
施設及び居宅高齢者に対する栄養・食事サービスのマネジメントに関する研究会
　―要介護者における低栄養状態を改善するために―報告書. 日本健康・栄養システム学会，全77頁，2005.3

関連する研修のための教材
○令和６年度介護報酬改定に向けた先進的事例集：高齢者の口から食べる楽しみをいつまでも！！　リハビリテーション・機能訓練、口腔、栄養の「一体的取組」のために. 全　83頁，令和４年度老人保健健康増進等事業（老人保健健康増進等事業分）リハビリテーション・機能訓練、口腔、栄養の一体的取組に関する調査研究事業報告書. 日本健康・栄養システム学会，2023.3.
○手引・事例集.　高齢者の「口から食べる楽しみをいつまでも」を実現する口腔・栄養関連サービス手引・事例集. 全38頁，令和４年度老人保健健康増進等事業（老人保健健康増進等事業分）通所事業所における口腔・栄養関連サービスに関する調査研究事業報告書.日本健康・栄養システム学会，2023.3.
○令和3年度介護報酬改定対応：介護サービスにおける栄養ケア・マネジメントの実務の手引き（初版）. 全89頁，令和３年度老人保健事業推進費等補助金（老人保健健康増進等事業分）介護保険施設等における栄養ケア・マネジメントの実態に関する調査研究事業報告書.日本健康・栄養システム学会，2022.3.
○障害福祉サービスにおける栄養ケア・マネジメントの実務の手引き（初版），全149頁.令和3年度厚生労働省障害者総合福祉推進事業　障害特性を踏まえた栄養ケア・マネージメントのあり方に関する調査研究報告書，2022.3
○高齢者の慢性期ケアにおける栄養管理の実務.介護サービスにおける栄養ケア・マネジメント実務の手引き(第3版).　日本健康・栄養システム学会，全45頁，2022.3
○令和3年度介護報酬改定に備えた栄養管理研修：新たな体制と取り組みのために（WEB）教材，日本・健康栄養システム学会，全237頁，2021.3.

207

○特定集中治療室における栄養管理研修会（WEB）（2020年度診療報酬改定対応）教材．日本健康・栄養システム学会，全415頁，2020.9.

○新たな病院・施設経営における栄養ケア・マネジメントの再生─平成27年度介護保険制度改正とその後の経口維持・在宅復帰支援の新たな取り組み（第2版）─．日本健康・栄養システム学会，全296頁，2015.12.

○高齢者の栄養ケア・マネジメント啓発研究事業教材─平成27年度介護保険制度改正その後の経口維持・在宅復帰支援の新たな取り組み─．日本健康・栄養システム学会，全182頁，2015.初版1，第2版4.

○高齢者の経口移行・経口維持、認知症、エンド・オブ・ライフの栄養ケア・マネジメント─「食べること」を支援するために─（改訂版）．日本健康・栄養システム学会，全264頁，2011.3.

○在宅高齢者の「食べること」を支援する栄養ケアチーム研修会教材（平成22年度老人保健事業補助金　在宅高齢者に対する効果的な栄養・食事サービスの確保に関する調査研究より）．日本健康・栄養システム学会，全174頁，2011.9.

○栄養・食事サービスの困難事例のための栄養ケア・マネジメント　～米国栄養士会栄養ケアプロセス基準の活用～．日本健康・栄養システム学会，全241頁，2011.3.

○高齢者の「食べること」を支援するための栄養ケアチーム指導員研修会教材（平成22年度老人保健事業補助金高齢者の食べることを支援する効果的な栄養・食事サービスの確保等に関する調査研究より）．日本健康・栄養システム学会，全257頁，2011.3.

○介護保険制度における居宅及び施設の栄養ケア・マネジメントの手引き（DVD付）（平成20年度老人保健事業健康増進等事業（老人保健事業等補助金）介護予防における「栄養改善」の推進に関する総合的研究より）．日本健康・栄養システム学会，全134頁，2009.8.

・栄養ケア・マネジメント、病院栄養管理に米国の栄養ケアプロセスを活用するための研修会教材（臨床栄養師特別継続研修教材）．日本健康・栄養システム学会，全190頁，2008.9.

○地域支援事業特定高齢者施策：栄養改善プログラム及び新予防給付：栄養改善サービスに関する事例研究報告書～「食べること」を通じて「活動的な85歳になるために」～教材（平成17年度好背尾労働科学研究費補助金（長寿科学総合

報告書等一覧

研究事業）介護予防のための低栄養状態スクリーニング・システムに関する研究より）．日本健康・栄養システム学会，全200頁，2006.3.

○「介護保健施設における栄養ケア・マネジメントの実務のために」．日本健康・栄養システム学会，全144頁，2005.8

○令和6年度介護報酬改定に基づく手引書.高齢者の口から食べる楽しみをいつまでも！！ リハビリテーション・機能訓練、口腔、栄養の「一体的取組」のための手引書． 全131頁,令和5年度老人保健健康増進等事業（老人保健健康増進等事業分）リハビリテーション・機能訓練、口腔、栄養の一体的取組に関する調査研究事業報告書． 日本健康・栄養システム学会， 2024.3.

○訪問サービスにおける事例集:訪問栄養食事指導の今後のために. 令和6年度介護報酬改定に基づく手引書.高齢者の口から食べる楽しみをいつまでも！！.全77頁,リハビリテーション・機能訓練、口腔、栄養の「一体的取組」のための手引書.資料.令和5年度老人保健健康増進等事業（老人保健健康増進等事業分）リハビリテーション・機能訓練、口腔、栄養の一体的取組に関する調査研究事業報告書． 日本健康・栄養システム学会， 2024.3.

○口腔・栄養関連サービス リーフレット.通所サービス利用要介護高齢者の「口から食べる楽しみをいつまでも！！」を実現するために.全26頁， 令和5年度令和5年度老人保健健康増進等事業 通所事業所における口腔・栄養関連サービスに関する調査研究事業報告書.日本健康・栄養システム学会， 2024.3.

　臨床栄養師研修、栄養サポートチーム研修についても、学会ホームページを参照のこと。

日本健康・栄養システム学会のホームページにて、各種研究報告、手引き等を掲載しておりますので、ぜひご活用くださいませ。

URL：https://www.j-ncm.com/

栄養ケア・マネジメントの実装　2024年報酬改定版
2024年11月1日　第1刷発行
2025年2月4日　第2刷発行

編著者	杉山 みち子
発行者	河内 理恵子
発行所	日本ヘルスケアテクノ株式会社 〒101-0047 東京都千代田区内神田1-3-9　KT-Ⅱ-ビル4F
装　丁	小山 久美子
印刷・製本	モリモト印刷株式会社

©2024 Printed in Japan　　　ISBN 978-4-9912258-9-5